Régime à base de Plantes

Guide Végétalien, Végétarien et Végan pour débutant: Recettes et Diète végétale sans gluten pour améliorer votre santé (Livre en Français / Plant-Based Diet French Book)

Par Jennifer Louissa

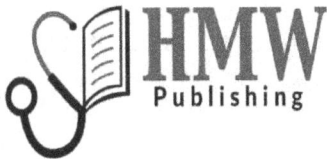

Pour plus de livres intéressants visiter :

HMWPublishing.com

Télécharger un autre livre gratuitement

Je tiens à vous remercier d'avoir acheté ce livre et vous offre un autre livre (tout aussi long et précieux que ce livre), « santé et remise en forme les erreurs que vous faites sans le savoir », totalement gratuit.

Visitez le lien ci-dessous pour vous inscrire et le recevoir: www.hmwpublishing.com/gift

Dans ce livre, je corrigerai les erreurs de santé et de remise en forme les plus courantes, que vous commettez probablement en ce moment, et je vais vous révéler comment vous pouvez facilement obtenir la meilleure forme de votre vie!

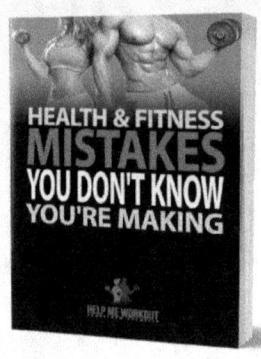

En plus de ce cadeau précieux, vous aurez aussi l'occasion d'obtenir nos nouveaux livres gratuitement, de recevoir des cadeaux, et de recevoir d'autres e-mails intéressants de ma part. Encore une fois, visitez le lien pour vous inscrire : www.hmwpublishing.com/gift

TABLE DES MATIÈRES

Introduction   10

Chapitre 1: A la découverte de la richesse de l'alimentation à base de plantes   14
    Atteindre votre plein potentiel de santé 14
        Le fer...18
        Calcium..24
        Vitamine D..29
    Être en forme et solide.......................................32
    Gain d'énergie et les meilleurs nutriments.....................35
    Rappel important : 42
        Teneur élevée en fibres alimentaires...................50
        Vitamine C..51
        Magnésium 52
        Potassium..52
    Développer les bonnes pratiques de régime 54
        Points clés : 56

Chapitre 2 : Mise en œuvre du régime à base de plantes à la maison   58
    Maîtriser les bases d'épicerie 58
        Fruits..59
        Légumes..60
        Légumineuses 61

Grains entiers............61

Substituts de produits laitiers............62

Préparer le royaume de votre cuisine............63

Cuisson sous pression............64

Trancher et découper............65

Bols............65

Mélanger............66

Préparation des aliments............66

Créer les bonnes adaptations à base de plantes............67

Assurer la vitamine B12............67

Assurer le nécessaire en acides gras............68

Prévenir l'anémie............69

Assurer l'apport en protéines............70

Réduire au minimum la viande............70

Fixer les clés d'une alimentation disciplinée............71

Étape 1 : Il n'y a pas de pression............72

Étape 2 : Visez des mini-objectifs............73

Étape 3 : Les initiatives sont les actions réelles............74

Étape 4 : Trouver du plaisir dans la variété des options alimentaires à base de plantes............76

Étape 5 : Une place pour une pause saine est disponible 77

Étape 6 : Renforcer une alimentation saine avec d'autres pratiques saines............78

Étape 7 : Plus d'examen et d'éducation équivaut à plus de motivation............81

Étape 8 : Opter pour une alimentation à base de plantes avec des amis. 82

Points clés 84

Chapitre 3 : Devenir un modèle de nutrition   87

Accéder aux avantages de la compréhension de la valeur nutritive..................88

   Indice de masse corporelle 88

   Calories..................90

   Glucides..................93

   Sucres..................94

   Protéines 96

   Graisses..................99

   Vitamines 101

   Minéraux..................102

   Eau..................105

Chapitre 4 : Commencer la journée avec des petits-déjeuners à base de plantes   108

   L'avoine à l'amour..................108

   Tonifiant au granola 111

   La solution crêpe..................114

   Le porridge énergétique..................117

   Commencer la journée avec une salade..................120

   Riche pudding au riz..................124

   Muffins agréables à manger..................126

Quinoa rapide pour une journée bien remplie 128
Une omelette délicieuse aux pois chiches 131
Fabuleuse tarte aux fruits 134

Chapitre 5 : Solutions pour déjeuners désirables 138

Le plus désirable des bols de chili 138

Pain de viande à base de plantes 143

Pommes de terre au cari à la mode thaï 148

Parfait riz frit aux ananas 151

Une précieuse quiche aux légumes 154

Lasagne pour ma boite à lunch 160

Un Burger triple-B 164

Un plat enchanteur d'enchilada 167

Tofu savoureux 171

Emballage de légumes merveille 174

Chapitre 6 : Approfondir les dîners à base de plantes   177

Nouilles vietnamiennes pour l'âme 177

Pizza faite sans effort 182

Le créateur de tentation du cordonnier 185

Casserole à base de plantes 189

Ragoût surprenant 195

Un régal de tempeh 199

Oh mon pilaf au boulgour ! 202

Patates douces et chou frisé de l'Afrique 206

Plat de pâtes nutritif 209

Le meilleur sushi au riz brun 213

Chapitre 7 : Douces trouvailles de collations 218

Bouchées de burrito 218

Houmous santé 221

Quesadilla aux fruits 224

Légumes farcis à adorer 226

Asperges incroyables à manger rapidement 230

Un délice de pomme rapide 233

Rouleaux croustillants pour la pause 235

Biscuits créatifs 238

Guacamole géniale 241

Purée de banane lumineuse 243

Chapitre 8 : Desserts divins 245

Gâteau aux carottes à emporter 245

Petits gâteaux aux fraises fraîches 250

Pain d'épice indispensable 253

Carrés de fruits fabuleux 257

Parfait coloré 261

Pudding précieux 265

Glace au chocolat alléchante 267

Dates fréquentables 269

Jolie tarte à la citrouille 273

Tartes tentatrices aux baies 276

Chapitre 9 : Plan de 14 jours de repas pour la mise en route   279

Il est vital de comprendre la planification 279

2 semaines de plats à base de plantes 283

    Semaine 1 284

    Semaine 2 288

Atteindre ses objectifs de santé 291

    Se renseigner...292

    Focus sur ce que vous ajoutez, et non sur ce que vous enlevez..293

    Trouver des recettes créatives à base de plantes pour vous inspirer...294

    Focus sur les bases..295

    Prendre une étape à la fois..296

    S'en tenir aux aliments entiers......................................297

    Consommer une grande variété d'aliments à base de plantes..297

Mots de la fin   299

A propos du co-auteur   301

Introduction

Le régime à base de plantes est un plan alimentaire préféré qui attire de plus en plus l'attention. Il est connu pour être un régime efficace qui développe véritablement votre potentiel de santé. Vous bénéficierez d'avoir le guide ultime de débutant au régime à-base de plantes, car il fournira toutes les informations nécessaires sur cette étonnante habitude de nutrition et de style de vie sains.

Ce livre qui sera toujours utile lorsque vous voulez établir des habitudes alimentaires nutritives, car il est composé de caractéristiques agréables telles que:

- Pratiques de régime à base de plantes qui vous aideront à améliorer votre santé
- Informations sur les aliments qui vous fournissent plus d'énergie
- Stratégies de santé qui vous feront vous sentir et être à votre meilleur

- Recettes nutritives et faciles à préparer
- Plan sur 14 jours de repas à base de plantes sains et délicieux

De plus, ce guide a pour but d'atteindre les objectifs suivants :

1. Différencier le régime à base de plantes d'autres régimes
2. Identifier les choix alimentaires à base de plantes et offrir 50 recettes à base de plantes
3. Élaborer sur les méthodes de suivi d'un régime à base de plantes
4. Mettre l'accent sur la valeur d'un menu riche en aliments entiers vers un mode de vie sain et énergique

Je souhaite sincèrement que vous apprécierez les informations fiables que ce livre vous offrira.

Aussi, avant de commencer, je vous recommande <u>vous abonner à notre bulletin électronique</u> pour recevoir des mises à jour sur les nouvelles versions de livres ou les promotions à venir. Vous pouvez vous inscrire gratuitement, et en prime, vous recevrez un cadeau gratuit. Notre livre « Santé et remise en forme les erreurs que vous faites sans le savoir » ! Ce livre a été écrit pour démystifier, exposer les « À FAIRE » et les « À NE PAS FAIRE » et enfin vous fournir les informations dont vous avez besoin pour obtenir la meilleure forme de votre vie. En raison de la quantité énorme de désinformation et de mensonges proférés par les magazines et les « gourous » autoproclamés, il devient de plus en plus difficile d'obtenir des informations fiables pour se mettre en forme. Plutôt que d'avoir à passer par des dizaines de sources biaisées, peu sûres et non fiables pour obtenir vos informations sur la santé et la remise en forme.

Encore une fois, pour s'abonner à notre bulletin électronique gratuit et recevoir une copie gratuite de ce livre précieux, s'il vous plaît visitez maintenant le lien et inscrivez-vous : www.hmwpublishing.com/gift

Chapitre 1: A la découverte de la richesse de l'alimentation à base de plantes

L'apprentissage du régime alimentaire à base de plantes peut être une expérience enrichissante. Ce plan alimentaire offre plusieurs avantages pour la santé, qui peuvent vous aider à atteindre vos objectifs nutritionnels. En lisant ce chapitre, vous découvrirez ces avantages et les faits les plus précieux sur ce fameux régime.

Atteindre votre plein potentiel de santé

Tout d'abord, vous vous demandez probablement : En quoi consiste ce régime et comment fonctionne-t-il ?

Cette habitude de manger sain consiste à manger des fruits et légumes entiers ainsi que d'éviter ou de limiter la consommation d'aliments d'origine animale. Le terme « entier » se réfère à des aliments récoltés à la ferme, les arbres et les buissons, à l'exclusion des fragments végétaux ou les plantes traitées. Par conséquent, le plan alimentaire est également connu comme le régime d'aliments entiers à base de plantes (WFPB).

À l'heure actuelle, beaucoup de gens pratiquent ou essayent de suivre un régime alimentaire composé d'aliments entiers, car il est considéré comme un moyen efficace d'atteindre et de maintenir son plein potentiel de santé. Les experts en santé recommandent vivement ce plan alimentaire, car il aide à :

- renforcer le corps
- redémarrer l'énergie
- fournir de bons nutriments
- prévenir les maladies communes et les conditions de maladie

Le régime comprend les éléments suivants :

- fruits
- légumes
- légumineuses
- tubercules
- grains entiers

Certains régimes alimentaires à base de plantes minimisent la consommation des choix alimentaires d'origine animale et des fragments de plantes. D'autres éliminent ces choix alimentaires de leurs plans de repas. Les choix alimentaires à base d'animaux comprennent la viande, les produits laitiers, le poisson et les œufs. Comme mentionné précédemment, les fragments de plantes sont des plantes traitées. Quelques exemples en sont les fruits en jus, les tartes aux fruits et les sirops. Le régime limite ces choix alimentaires car ils sont plus susceptibles de déclencher des risques pour la santé.

Vous pouvez également vous demander : Quels sont les inconvénients de manger surtout des fruits et légumes? Selon Tuso, PJ, MD, Ismail, MH, MD, Ha, BP, MD, et Bartolotto, C., MA, RD (2013) du « The Permanent Journal », cet régime sain est un plan alimentaire recommandé pour éviter les conditions de communes les maladies et les maladies. Les patients atteints de diabète, de problèmes d'obésité, d'hypertension artérielle et de maladies cardiovasculaires peuvent grandement bénéficier de ce régime. Mais les experts de la santé notent également les quelques risques que vous pouvez rencontrer dans ce régime alimentaire.

Tout d'abord parmi les inconvénients il y a le risque de souffrir d'une carence en vitamine B12. Cette vitamine est nécessaire pour la formation du sang et la division cellulaire. Il est essentiel d'ajouter des choix alimentaires avec cet élément nutritif dans votre plan de repas. Vous pouvez également avoir des apports inefficaces d'acides gras sains tels que les acides gras oméga-3. Vous pouvez vous assurer d'avoir ces acides gras nécessaires en ajoutant des noix à votre menu et d'utiliser l'huile de canola pour la cuisson.

Le fer

Le stress des experts en santé qui affirme la réduction de la quantité réduite de fer dans le corps, ce qui conduit à l'anémie par carence en fer, n'est pas fondé. L'anémie se développe quand il y a une quantité insuffisante d'hémoglobine saine dans les globules rouges du corps. L'hémoglobine est une molécule de protéine dont la fonction principale est de transporter l'oxygène à partir des poumons, puis le transporter vers toutes les cellules et les tissus, et ensuite transporter le dioxyde de carbone à partir des cellules et des tissus vers les poumons. Avec une offre insuffisante de fer, le corps ne peut pas produire assez d'hémoglobine. Ainsi, le corps ne reçoit pas une quantité suffisante d'oxygène dont il a besoin et ne peut pas éliminer le dioxyde de carbone du corps à exhaler.

La carence en fer et l'anémie ne sont pas un problème dans les régimes alimentaires à base de plantes. Lorsque vous suivez les principes, consommez des plantes riches en fer, et suivez les principes d'absorption, ce n'est pas difficile d'obtenir assez de fer, même si vous voulez juste réduire ou éliminer les aliments d'origine animale. Consommez plus d'aliments qui sont riches en fer, comme les suivants :

- Légumineuses : haricots de Lima, tempeh, tofu (2,15 mg par bloc de quart de portion), le soja, lentilles, haricots (3,93 mg / tasse)

- Grains entiers : farine d'avoine, riz brun, céréales fortifiées, quinoa (2,76 mg / tasse par), orge, boulgour, millet, sarrasin
- Graines et noix : sésame non décortiqué (1,31 mg / cuillère à soupe), noix de cajou (8,22 mg / tasse), tournesol, pistache (5 mg / tasse), pin, courge, citrouille (2,12 mg / tasse), macadamia (5 mg / tasse) , squash (2,12 mg / tasse), amandes (5,32 mg / tasse)
- Légumes : Sauce tomate
- Autres : jus de pruneau, mélasse (2,39 mg par 2 cuillères à café)
- Légumes-feuilles sombres : épinards (6,43 mg de fer par 1 tasse de quantité cuite), chou vert, feuilles de navet, chou frisé, bette à carde (3,95 mg / tasse de quantité cuite), feuilles de betteraves (2,74 mg / tasse de quantité cuite)
- Spiruline (2 mg par 2 cuillères à soupe)

- Fruits secs : pêche en moitiés (6,50 mg / tasse), prunes, abricots, raisins secs
- Poudre et chocolat noirs (contient 10,12 mg de fer par 3 onces ou 90ml de chocolat noir à 70-80%)

De même, consommer le fer des plantes contenant de la vitamine C contribue à augmenter jusqu'à 5 fois plus l'absorption du fer, comme manger du riz et des haricots avec de la salsa, des falafels avec des tomates. Le fer dans les graines, les céréales et les haricots est meilleur lorsqu'il est combiné avec la vitamine C des légumes et des fruits. Vous pouvez coupler le chocolat noir avec des oranges. De plus, certaines plantes contenant du fer contiennent également de la vitamine C, comme la sauce tomate, le brocoli et les légumes-feuilles.

Vous devriez également éviter le thé et le café lors de la consommation de repas comprenant beaucoup de fer. Ces boissons, ainsi que d'autres boissons qui contiennent des tanins, empêchent l'absorption du fer. Buvez les 1 heure avant ou 2 heures après un repas.

Enfin, moins c'est mieux. Prendre une pilule de 15 mg de fer par jour ne signifie pas que votre corps absorbe tous les 15 milligrammes. Le corps absorbe moins de fer lorsque vous prenez une plus grande quantité de fer en une prise unique. Cependant, consommer le fer par petites quantités tout au long de la journée augmente l'absorption. L'apport quotidien recommandé est le suivant :

Âge	Femme	Homme	Lactation	Grossesse
Naissance - 6 mois	0,27 milligrammes	0,27 milligrammes		
7 à 12 mois	11 milligrammes	11 milligrammes		
1 à 3 ans	7 milligrammes	7 milligrammes		
4 à 8 ans	10 milligrammes	10 milligrammes		
9 à 13 ans	8 milligrammes	8 milligrammes		
14 à 18 ans	15 milligrammes	11 milligrammes	10 milligrammes	27 milligrammes
19 à 50 ans	18 milligrammes	8 milligrammes	9 milligrammes	27 milligrammes
51 ans et plus	8 milligrammes	8 milligrammes		

Calcium

Cependant, la teneur en calcium des plantes dépend du calcium disponible qu'ils peuvent absorber du sol. Les plantes cultivées dans la farine d'os ou dans le sol traité à la chaux auront une teneur élevée en calcium. De plus, des résultats semblables ont été obtenus à partir de plantes de culture hydroponique, qui ont une teneur en calcium plus élevée que les plantes cultivées en plein champ, car elles absorbent le calcium de la solution nutritive du système hydroponique.

Vous devez également réduire la quantité de sel que vous ajoutez à vos plats. La même étude a révélé que trop de sel conduit à une excrétion de calcium excessive par l'urine puisque le sel et le calcium utilisent les mêmes systèmes de transport. Chaque quantité de 2300 mg de sodium excrétée par le rein retire de 40 à 60 mg de calcium de l'organisme, ce qui au fil du temps peut conduire à diverses maladies liées aux carences en calcium, telles que l'ostéoporose ou la maladie osseuse.

Vous devez également réduire votre consommation de protéines alimentaires, comme les acides aminés, car des quantités élevées réduisent l'absorption du calcium et en augmentent l'excrétion.

La caféine affecte également le taux de calcium dans le corps. Cependant, c'est négligeable. Une tasse moyenne ou 240 ml de café diminue le calcium de 2 à 3 milligrammes. D'autre part, si vous n'obtenez pas suffisamment de calcium des aliments que vous mangez, il pourrait être préférable d'éviter la caféine.

Donc, si vous éliminez les aliments d'origine animale de votre alimentation, vous devez prendre un supplément de calcium pour répondre à vos besoins quotidiens. L'apport quotidien recommandé est le suivant:

- Tofu avec calcium = 80 mg par 126 grammes
- Kale = 30,1 mg par 85 grammes
- Punch aux fruits avec du citrate malate de calcium = 156 mg / 240 ml ou 1 tasse
- Brocoli = 21,5 mg par 71 grammes
- Chou chinois = 42,5 mg par 85 grammes
- Haricots blancs = 24.7 mg par 110 grammes
- Fleur de feuilles de chou chinois = 94,7 mg par 65 grammes
- Feuilles de moutarde chinoise = 85,3 mg par 85 grammes
- Haricots Pinto = 11,9 mg par 86 grammes
- Haricots rouges 9,9 mg par 172 grammes

Cependant, la teneur en calcium des plantes dépend du calcium disponible qu'ils peuvent absorber du sol. Les plantes cultivées dans la farine d'os ou dans le sol traité à la chaux auront une teneur élevée en calcium. De plus, des résultats semblables ont été obtenus à partir de plantes de culture hydroponique, qui ont une teneur en calcium plus élevée que les plantes cultivées en plein champ, car elles absorbent le calcium de la solution nutritive du système hydroponique.

Vous devez également réduire la quantité de sel que vous ajoutez à vos plats. La même étude a révélé que trop de sel conduit à une excrétion de calcium excessive par l'urine puisque le sel et le calcium utilisent les mêmes systèmes de transport. Chaque quantité de 2300 mg de sodium excrétée par le rein retire de 40 à 60 mg de calcium de l'organisme, ce qui au fil du temps peut conduire à diverses maladies liées aux carences en calcium, telles que l'ostéoporose ou la maladie osseuse.

Vous devez également réduire votre consommation de protéines alimentaires puisque leur quantité élevée de sel, ainsi que les acides aminés, réduisent l'absorption du calcium et augmente l'excrétion.

La caféine affecte également le taux de calcium dans le corps. Cependant, c'est négligeable. Une tasse moyenne ou 240 ml de café diminue le calcium de 2 à 3 milligrammes. D'autre part, si vous n'obtenez pas suffisamment de calcium des aliments que vous mangez, il pourrait être préférable d'éviter la caféine.

Donc, si vous éliminez les aliments d'origine animale de votre alimentation, vous devez prendre un supplément de calcium pour répondre à vos besoins quotidiens. L'apport quotidien recommandé est le suivant :

- **Enfants de 1 à 3 ans : 700 mg**
- **Enfants de 4 à 8 ans : 1.000 milligrammes**
- **Enfants de 9 à 18 ans : 1.300 milligrammes**
- **Adultes de 19 à 50 ans : 1.000 milligrammes**
- **Femmes de 51 à 70 ans : 1200 milligrammes**
- **Hommes de 51 à 70 ans : 1.000 milligrammes**
- **Hommes et femmes âgés de 71 ans et plus :** 1200 mg

Vitamine D

D'autre part, la vitamine D est essentielle, car elle aide à réguler le métabolisme du calcium, ainsi que le système immunitaire et la fonction intestinale, protéger le corps contre des formes spécifiques de cancer, favoriser l'humeur saine et réduire l'inflammation. Il se trouve principalement dans les fruits de mer, les produits laitiers, les œufs et les abats.

Une quantité insuffisante de vitamine D provoque l'ostéoporose et d'autres problèmes osseux, la dépression, et une diminution de la santé du côlon.

Pour obtenir votre apport quotidien recommandé, ayez une bonne dose de soleil pendant au moins 15 minutes. La lumière du soleil est la meilleure source de vitamine D, appelée par conséquent la vitamine du soleil. Les champignons en sont une excellente source. Une tasse en contient deux IU ou 1 pour cent de l'apport quotidien. Par exemple, les champignons shiitake séchés contiennent 154 UI de vitamine D par portion de 3 onces ou 90 ml, les morilles contiennent 212 UI par portion de 3 onces, et les champignons traités à la lumière naturelle peuvent fournir jusqu'à 600 UI par portion de 3 onces, comme les Monterey en tranches baby bellas. Deux tasses de yogourt non laitiers et le lait en est aussi une bonne source. Vous pouvez également prendre un supplément de vitamine D2 aussi appelé ergocalciférol, un supplément non animal de vitamine D. Il est obtenu à partir de levure et est aussi efficace que la vitamine D3, qui sont des suppléments de vitamine D d'origine animale. Cependant, le taux de vitamine D2 chute plus rapidement après quelques jours par rapport à la vitamine D3. Prendre des pilules de vitamine D2 par jour vous garantit un montant proche de la dose journalière recommandée. La vitamine D3 végétalienne est maintenant également disponible, elle est plus absorbable dans le sang que la D2.

Connaître les avantages et les inconvénients de ce régime peut vous aider à adapter ses pratiques en fonction de vos besoins. Il aide également lorsque vous voulez partager les richesses du régime avec votre famille et vos amis. Plus important encore, votre potentiel de santé deviendra plus accessible.

Être en forme et solide

La réalisation de votre potentiel de santé est la grande image que vous voulez volontiers. Ceux qui suivent un régime réussissent parce que des détails minuscules, mais essentiels de cette vision sont très motivants. L'un des petits avantages est le fait que le régime alimentaire à base de plantes vous permet d'atteindre votre condition physique du corps idéal et vous aide à devenir fort.

Les chercheurs en santé de la revue Nutrition et Diabète ont prouvé que cette habitude alimentaire saine pourrait être un outil pour un corps sain et en forme grâce à une expérience récente. Les chercheurs ont demandé à 23 patients dans la tranche d'âge de 35-à 70 ans de pratiquer et suivre le régime alimentaire de WFPB pendant trois mois. Le régime alimentaire n'avait pas de restrictions de supplément d'énergie et elles avaient d'autres sources de vitamine B12. Les patientes ont connu des cas diagnostiqués d'obésité, d'hypertension, de diabète de type 2, d'hypercholestérolémie et de maladie cardiaque ischémique. Les professionnels de la santé ont conclu qu'il y avait une différence importante dans le cholestérol et l'indice de masse corporel (IMC). Les patientes ont obtenu une perte de poids plus importante par rapport à d'autres pratiques alimentaires.

McMacken, M. et Shah, S. (2017) du Journal de cardiologie gériatrique ont étable qu'un régime alimentaire riche en fruits et légumes joue un rôle mineur dans la prévention du diabète de type 2. Il est plus important dans l'augmentation des fibres et phytonutriments, ce qui réduit les graisses saturées, et entrainent un bon poids corporel entre plusieurs autres avantages pour la santé.

Il est évident que les experts de la santé croient que le régime alimentaire à base de plantes peut être un élément crucial dans le développement et le maintien d'un corps en forme.

Leur recherche met en évidence qu'une saine habitude de manger, riche en aliments entiers vous donner les avantages suivants :

- Obtenir effectivement la perte de poids nécessaire
- Réduire les migraines et entretenir l'IMC approprié
- Réduire les allergies
- Prévenir des maladies courantes et des maladies

- Promettre une vie plus longue

Obtenir votre corps moulé pour être en bonne santé et en forme est un objectif défini, vous pouvez l'atteindre maintenant que vous savez que le régime alimentaire à base de plantes peut vous aider. Cette caractéristique riche du bienfait sécurise votre santé. Une fois que vous commencez le plan alimentaire, vous remarquerez des progrès lentement. Vous serez témoin et sentirez que la santé de votre corps est meilleure que jamais auparavant.

Gain d'énergie et les meilleurs nutriments

Gagner de l'énergie et les meilleurs nutriments sont d'autres petits avantages de motivation qui donnent un potentiel de santé à ceux qui suivent un régime à base de plantes.

Les personnes qui suivent un régime à base de plantes sont plus énergiques que celles qui mangent des produits d'origine animale, car elles comprennent les choix alimentaires de leur régime alimentaire. De nombreux mangeurs de plantes suivent cette procédure :

1. Bâtir des plans alimentaires qui satisfassent leur besoin d'énergie quotidienne, la préparation de faire les achats et une cuisine plus facile.
2. Investir du temps pour la préparation des ingrédients pour les plats énergétiques. Les experts estiment que vous pouvez passer un minimum de 45 minutes par semaine avec des légumes.
3. Prendre des petits-déjeuners avec des glucides complexes, y compris les fruits, les légumes et les

grains entiers. Ils contribuent à donner à votre corps l'énergie pour bien commencer la journée.

4. Boire des smoothies à base de plantes et remplacer le café par des fruits. Avec ou sans poudre de protéines végétales, les smoothies à base de plantes donnent de l'énergie et des nutriments. Les fruits peuvent également être considérés comme une meilleure source d'énergie que le café parce que la vitamine C des fruits maintient l'énergie.

Les smoothies sont une excellente option pour le petit déjeuner ou une collation. Il faut seulement un ou deux ingrédients, ils sont très faciles à faire, et ils peuvent être faits pour un repas à emporter. Il suffit de les préparer à l'avance et de les prendre du réfrigérateur pendant une journée bien remplie. Vous pouvez mélanger un smoothie puis le congeler. Il suffit de décongeler au réfrigérateur pendant la nuit avant de le boire.

Vous pouvez également préparer les ingrédients, les emballer dans des sacs ou des bocaux de conserve, étiqueter les récipients avec le nom de la boisson fouettée et la date d'emballage puis congeler. Lors de l'étiquetage, soyez précis. Écrivez la quantité de liquide nécessaire et ajouter quels tonifiants vous voulez ajouter et combien. Lorsque vous êtes prêt à profiter d'un smoothie, il suffit de le garder sur le comptoir pendant quelques minutes ou le mettre dans l'eau chaude puis mélanger jusqu'à consistance lisse. Ces mélanges pré-emballés sont bons pour deux ou trois mois, mais ils sont meilleurs quand vous les utilisez dans un smoothie dans les 2 à 4 semaines.

Ce sont des mélanges riches de fruits, de légumes et d'une base liquide, ainsi que quelques tonifiants et épaississants. Certains ajoutent des légumes non-feuilles et d'herbes dans le mélange pour des bienfaits supplémentaires pour la santé.

Ces boissons super nutritives sont riches en vitamines, minéraux, phytonutriments, antioxydants, et bien plus encore. La plupart du temps, ils ne contiennent pas d'édulcorants artificiels et sont faibles en mauvais gras et en calories. La combinaison d'ingrédients frais améliore le métabolisme ce qui aide à perdre du poids, détoxifier le corps, éliminer les déchets et les toxines, et renforcer le système immunitaire, en gardant votre corps en bonne santé.

Ces mélanges de restauration rapide sera sans aucun doute un complément parfait à votre régime alimentaire à base de plantes. En fonction de vos papilles et vos besoins, vous pouvez mélanger et assortir vos légumes et fruits préférés. Voici un guide simple pour les légumes-feuilles, liquide, fruits, légumes, épaississants et tonifiants que vous pouvez mélanger. Une fois que vous trouverez le rapport parfait des ingrédients, ils n'auront pas un goût vert.

Légumes verts à feuilles et / ou herbes (1 tasse)	Liquides (1 tasse)	Fruits et / ou légumes (1 1/2 tasse)	Épaississants	Tonifiants

Basilic	Lait d'amande	Pomme	Avocat	Graisses saines, comme l'huile de noix de coco, l'huile de lin, l'avocat et les noix de cajou
bok choy		Avocat		
Coriandre		Banane	Beurre de noix non sucré	
Collards	Lait de coco	Betteraves		
Pissenlit				
Aneth	Eau de noix de coco	Baies		
Chou frisé		Raisins	Yaourt	
Lavande		Jicama		
Menthe	Eau	Mangue		
Persil		Orange		
Romaine		Pêche		Protéines : noix et graines, comme les graines de chia, graines de sésame, noix de cajou et pistaches, ou de la
Romarin		Poire		
Sauge		Ananas		
Épinard		Pois mange-tout		
Blettes				
Estragon		Courge		
Thym		Topinambour		
		Patate douce		
		Tomate		

Parce que ces smoothies contiennent des fruits, ils peuvent déjà être doux. Mais vous pouvez ajouter des dates Medjool, de l'eau de noix de coco, du sucre de coco, de la cannelle, de la mélasse, des baies de goji, du sirop d'érable pur, ou de la poudre de lucuma pour édulcorer le mélange. Vous pouvez également ajouter des arômes, tels que la poudre de cacao, la noix de coco râpée, la muscade, la cannelle, ou de l'extrait de vanille.

Rappel important :

Que vous ajoutiez des légumes-feuilles verts à vos smoothies ou à vos plats, manger le même légume feuille vert peut causer une accumulation d'alcaloïde. Tous les légumes feuilles verts crus contiennent de petites quantités de toxines pour les protéger de la consommation par les animaux et de la disparition de leur espèce. Si vous utilisez le même légume feuille vert chaque jour pendant plusieurs semaines, les toxines peuvent s'accumuler dans votre corps, ce qui provoque des symptômes de l'accumulation alcaloïde, tels que des nausées, des picotements dans les doigts et la fatigue. Il n'y a pas besoin de s'alarmer, l'accumulation de toxines est rare et si vous ressentez des symptômes, ils seront faibles et ne dureront pas longtemps. Cependant, il est toujours préférable d'être en sécurité.

Utilisez une variété de légumes feuilles verts pour vos smoothies à base de plantes et plats crus. Faites tourner toutes les semaines et utiliser les légumes feuilles verts de différents groupes familiaux. Les légumes feuilles verts de famille différente contiennent des toxines différentes, donc si vous passez d'un légume feuille vert d'une famille à un autre d'une autre famille, cela permet d'éviter l'accumulation d'alcaloïde. Par exemple, vous pouvez acheter le chou frisé et les épinards pour cette semaine, puis acheter la laitue romaine et la bette à carde pour la semaine prochaine.

Voici un guide simple pour les légumes feuilles verts que vous pouvez varier.

Crucifères	Amarante	Astéracées	Apiacées
Chou frisé	Épinard	Pissenlit	Céleri
Roquette	Feuilles de	Laitue	Coriandre
Chou vert	betteraves	romaine	Fanes de
Chou	Bettes		carottes
Bok choy			

Voici quelques smoothies que vous pouvez apprécier. Pour mélanger, il suffit d'ajouter le liquide et les premiers fruits et légumes, mélanger, puis combiner les autres ingrédients. Ajouter tout édulcorant ou arôme de votre choix, et mélanger. Si vous voulez un smoothie plus épais, vous pouvez ajouter de la glace après, puis mélanger à nouveau. Pour une boisson froide sans glace, utilisez les fruits et légumes surgelés.

Smoothie au beurre d'arachide, banane, canneberge (1 portion)

- 1 cuillère à soupe 1/2 de graines de chanvre pilées
- 1 tasse de lait de coco non sucré
- 1 cuillère à soupe (près de 2 cuillères à soupe) de beurre d'arachide biologique non sucré lisse
- 1 banane biologique de grande taille, en tranches, puis congelée
- 1 cuillère à soupe de graines de chia pilées
- 1/4 tasse de canneberges biologiques séchées (édulcorée au jus de fruit ou non sucré)
- 3-4 cubes de glace

Bol de smoothie à la mangue (1 portion)

- 1 bananes
- 1/2 tasse de mangue, coupée en dés
- 3 poignées de chou frisé bébé {ou épinards}
- 2 cuillères à soupe de graines de chanvre
- 1/2 tasse de lait d'amande sans sucre {ou de votre lait préféré}
- 1/8 cuillère à café de sel rose {ou sel de mer}
- poignée de glace
- Pour les garnitures :
- tranches de mangue
- filet d'édulcorant liquide préféré
- germes de choux rouge frisé russe
- graines de chanvre

Smoothie Golden Glow (1 portion)

- 1 tasse de jus d'orange fraîchement pressé

- 1 pomme douce, biologique, pelée et hachée
- 1 cuillère à café de gingembre, fraichement râpé
- 1/2 tasse de bébés épinards
- 5 cubes de glace

Smoothie à la menthe, concombre, pomme

- 6 feuilles de menthe
- 1/2 concombre, coupé en tranches
- 1 pomme verte, biologique, pelée et hachée
- 1/2 tasse eau purifiée froide
- 5 cubes de glace

Smoothie alcalin tonifiant

- 2 cuillères à soupe de beurre d'amande ou d'huile de noix de coco
- 1/4 tasse d'eau de noix de coco
- 1/4 avocat
- 1/2 poire
- 1 cuillère à café de graines de chia
- 1 tasse d'épinards OU de chou frisé, emballé
- 1 tasse de lait d'amande

Inclure de la nourriture biologique et des aliments riches en fibres. Le choix d'aliments naturels assure les nutriments dont le corps a besoin. Les aliments fibreux fournissent de l'énergie en ralentissant la digestion. Vous pouvez avoir la meilleure vigueur tout au long de la journée en choisissant des aliments sont riches en fibres.

Certains des meilleurs fournisseurs d'énergie sont vus ci-dessous :

- yogourt de graines de chia
- emballage de salade tempeh
- bol de quinoa
- banane au beurre d'arachide
- smoothie aux canneberges

Pour paraitre en vie tout au long de la journée, vous pouvez faire ces plats à base de plantes. Vos amis et collègues seraient jaloux de l'énergie que vous pouvez maintenir avec ces choix alimentaires. Vous vous sentirez plus productif et saurez que vous avez fait le bon choix de plan de repas.

Tout cela se résume à savoir les faits qui soutiennent que les choix alimentaires à base de plantes sont abondants en nutriments. Voici plus d'informations sur quelques-uns des nutriments que ces choix alimentaires contiennent.

Teneur élevée en fibres alimentaires

La gestion du poids corporel prévient la constipation et réduit les risques de diabète et de maladies cardiaques. Avocat (10.5 g / portion coupé en tranches), poires asiatiques (9,9 g / fruit de taille moyenne), framboise (8 g / tasse), mûre (7,6 g / tasse), noix de coco (7,2 g / tasse), figues (14,6 g / coupe figues séchées), artichauts (10,3 grammes / pièce de taille moyenne), pois (8,6 g / portion cuits), gombo (8,2 g / tasse), courge poivrée (9 g / portion cuite), choux de Bruxelles (7,6 g / tasse), navets (4,8 g / demi-tasse), haricots noirs (12,2 g / tasse), pois chiches (8 g / tasse), haricots de Lima (13,2 g / portion cuite), pois cassés (16,3 g / tasse cuite), lentilles (10,4 g / tasse cuites), amandes (0,6 g / six amandes ou de 1,9 g / once), graines de lin (3 g / cuillère à soupe), graines de chia (5,5 g / cuillère à soupe, et quinoa (5 g / portion cuit).

Vitamine C

Soutient l'énergie, lutte contre les maladies, réduit le stress physique et émotionnel, et augmente le fer. Exemples: poivrons, en particulier des poivrons jaunes (95.4mg / 10 bandes ou 52 grammes), goyaves (125.6mg / fruit ou 376,7 mg / tasse ou 165 g), chou frisé (80.4mg / tasse), kiwi vert (80.4mg / fruit ou 166.9mg / portion en tranches), brocoli (81.2mg / portion haché), fraises (10,6 mg / 10,6 mg ou gros fruits / coupe en tranches en fonction ou 166 g), oranges (69.7mg / orange ou 95.8mg / portion), tomates cuites (56.1mg / 2 tomates cuites ou 54.7mg / tasse ou 240 g), pois ou mange-tout (20.4mg / 10 gousses ou 37.8mg / coupe), et papaye (95.6mg / ou petits fruits 88.3mg / portion en tranches).

Magnésium

Maintient une saine fonction nerveuse et musculaire, maintient le système immunitaire sain, maintient le rythme cardiaque sain, et bâtit des muscles forts. Exemples : épinards (157mg / tasse ou 180 g), graines de citrouille et de courge (156 mg / poignée de 1 oz ou 28 g), haricots de Lima (126mg / tasse ou 170 g), riz brun (86 mg / tasse ou 195 g), amandes (79 mg / poignée de 1 oz ou 28 grammes), chocolat noir à 85 pour cent de cacao (65 mg / carré de 1 once ou 28 g), avocat (44 mg / tasse coupé en dés ou 150 g), et banane (32 mg / 1 fruit moyen).

Potassium

Maintient l'équilibre d'électrolyte et de fluide dans le corps. Exemples : abricots secs (1511mg / tasse ou 130 g), haricots blancs (1004mg / 1 tasse ou 170 g), avocat (975mg / 1 fruits moyen), pommes de terre (926mg / 1 pièce moyenne), courge poivrée (896mg / tasse ou 205 g), épinards (839mg / tasse ou 180 g), champignons blancs (555mg / tasse ou 156 g), et banane (422/1 fruit moyen).

Rappelez-vous que l'alimentation à base de plantes manque en vitamine B12. Vous pouvez accomplir adéquatement vos objectifs de santé en incluant les levures nutritionnelles dans votre plan de repas. Cela fait également un excellent substitut pour le fromage.

Votre corps aura toujours une meilleure sensation parce que la nourriture à base de plantes contient des nutriments essentiels. Vous verrez que vous pouvez mieux performer et réussir car ces nutriments soutiennent le corps. Chaque jour où vous pratiquez cette saine habitude de nourriture, vous aurez beaucoup d'énergie et de nutriments. Vous cessez de vous préoccuper «de la survie» parce qu'à la place vous apprécierez la vie.

Développer les bonnes pratiques de régime

Le dernier petit détail qui aide à réaliser le potentiel complet de santé est le bon développement des pratiques alimentaires à base de plantes, d'aborder la question : Comment savez-vous que vous sur la bonne voie dans votre régime ? La réponse est simple. Vous pouvez différencier ce régime d'autres régimes, puis l'adapter en fonction de vos besoins.

Les visuels suivants servent de guide pour comparer les régimes de santé populaires.

à base de plantes	végétalien	flexitarien	ràductarien
-Priorise les fruits entiers, les légumes et les céréales -Évite ou limite les fragments de produits végétaus et d'origine animale	-Évite totalement les produits animaux -Habitudes basées sur les croyances éthiques -On peut encore manger des aliments transformés	-Consomme principalement les fruits, les légumes et les grains, mais permet les produits de la viande et les produits laitiers	-Choisit de manger moins de viande et de produits laitiers

Le régime alimentaire à base de plantes se distingue des autres régimes, car il permet les aliments d'origine animale. Vous devriez consulter votre médecin sur les meilleurs choix en adoptant ce plan d'alimentation saine. La plupart des professionnels suggèrent que ce régime est un bon plan alimentaire en raison de ses bienfaits pour la santé.

Découvrir les richesses du régime signifie que vous découvrez le trésor du plein potentiel de la santé. Les aliments à base de plantes donnent de la force et remettent en forme le corps. Il fournit également beaucoup d'énergie et de nutriments. Vous serez heureux de manger des choix plus sains pour développer et améliorer votre santé.

Points clés :

- Le régime à base de plantes consiste à manger des fruits et légumes entiers, ainsi que d'éviter ou de limiter la consommation d'aliments d'origine animale. Il est également connu comme le régime d'aliments entiers à base de plantes (WFPB).

- Les principaux choix alimentaires sont les fruits entiers, les légumes, les légumineuses, les tubercules et les grains entiers.

- Les fragments de nourriture et de plantes à base d'animaux doivent être évités ou limités, ce qui rend le régime unique par rapport à d'autres régimes populaires.

- Ce régime fournit un corps sain et en forme en maintenant le poids corporel, en prévenant les maladies, et en promettant une longue vie entre autres avantages.

- Ce régime fournit également plus d'énergie et de nutriments. Certaines de ses sources sont les graines de chia, les smoothies aux fruits, les raisins secs et les amandes.

Chapitre 2 : Mise en œuvre du régime à base de plantes à la maison

Le premier endroit où vous pourrez profiter de la richesse d'une saine habitude de manger devrait être à la maison. Vous pouvez commencer à appliquer ce plan alimentaire efficacement. Les méthodes ne sont pas compliquées et peuvent même être considérés comme « des moments forts amusants » de votre routine quotidienne. Ici, vous aurez un guide fiable pour la mise en œuvre de ce plan alimentaire pour votre maison et maintenir vos objectifs nutritionnels.

Maîtriser les bases d'épicerie

Parfois, vous pouvez vous retrouver coincé au comptoir de la cuisine avec une liste d'épicerie vide. Vous ne voudriez pas avoir à vous soucier maintenant depuis le remue-méninges pour les besoins de votre cuisine est simple avec cet excellent régime alimentaire. Le régime vous fait surtout imaginer les meilleurs produits des fruits et légumes section de l'épicerie. Il vous assure alors de considérer les bons substituts pour les produits d'origine animale et les produits laitiers.

Lorsque vous rédigez votre liste d'épicerie à la maison, vous pouvez toujours consulter ce guide et examiner les bases de la liste d'achats du régime alimentaire à base de plantes. Les articles sont basés sur un plan à base de plantes de 2.000 calories.

Fruits

- Citrons. Le jus de citron peut aider les problèmes digestifs et est meilleur pris 30 minutes avant de manger.

- Pamplemousses, bleuets et citrons verts ne sont que quelques exemples de fruits à faible teneur en sucre.
- Les fruits secs sont des ajouts sains aux salades.
- En saison il faut toujours prioriser les fruits biologiques
- Pensez à consommer 2 tasses de fruits chaque jour.

Légumes

- En saison des légumes biologiques ne sont pas seulement les choix les plus nutritifs, mais ils sont aussi très abordables.
- Les légumes crucifères sont censés prévenir le cancer.
- Le chou-fleur est un délicieux légume crucifère.

- Assurez-vous de consommer 2 1/2 tasses de légumes par jour.

Légumineuses

- Inclure les lentilles et les haricots quand vous avez besoin de choix de protéines. Il devrait y avoir 5 1/2 onces de protéines dans l'apport quotidien pour une bonne santé. Il est recommandé à ceux qui suivent le régime à base de plantes de consommer chaque jour des légumineuses.

Grains entiers

- Les grains sont « entiers » quand ils ont trois de ses composants : le son, le germe, et des parties de l'endosperme.
- Le faro est un excellent choix qui offre du magnésium, des protéines et du fer.

- Le riz brun peut être un choix de protéines de 5 grammes. Il fournit également le calcium et le potassium entre autres nutriments.

- Une consommation quotidienne d'environ 6 onces (150 g) de grains entiers est nutritive.

Substituts de produits laitiers

- Buvez du lait d'amande, car c'est une option à faible teneur en calories et en sucre. Il contient également des graisses bonnes pour le cœur.

- Pensez à 4 grammes de lait d'avoine pour les protéines. Mais c'est riche en calories et en sucre.

- Il existe des produits laitiers non laitiers avec la vitamine B12, qui est indiquée sur les étiquettes nutritionnelles.

- Inclure amandes, soja, noix de coco ou yogourts. Limiter à moins de 10 grammes pour éviter trop de sucre dans le sang.

- Environ 3 tasses de ces substituts du lait et le yogourt devraient être inclus dans votre plan alimentaire quotidien.

Votre liste d'épicerie permettra de terminer votre planification alimentaire. Les informations sur ces éléments d'origine végétale sont pertinentes parce qu'elles vous promettent des options de repas sains à la maison. Vous serez en mesure de commencer à maintenir un corps en forme en commençant par des idées intelligentes pour votre liste d'épicerie.

Préparer le royaume de votre cuisine

Avant de procéder à un changement de régime alimentaire à base de plantes, vous devez préparer votre cuisine avec le meilleur équipement. Vous devez investir dans des outils de cuisine de haute qualité pour assurer une cuisson et une expérience de repas en douceur. Cette section traite des différentes approches de cuisson, et il y a des outils de cuisine spécifiques pour aider à fournir une excellente préparation à base de plantes.

Cuisson sous pression

- Les cuiseurs électriques sont recommandables car la cuisson au poêle peut prendre plus de temps. Certains cuiseurs électriques peuvent également servir pour la cuisson lente, cuisson du riz, et cuisson à la vapeur.
- La cuisine sous pression, pour ce régime, est surtout utilisée pour les soupes, les légumes surgelés, et la céréale entière comme la farine d'avoine.

- Un modèle de 6 pintes (3 litres) convient pour une famille de 5 tandis que les modèles de 5 pintes (2.5 litres) conviennent pour un ménage de moins de personnes.

Trancher et découper

- Des couteaux de 7 pouces (17,5 cm) peuvent être utilisés pour les légumes et les gros fruits comme la pastèque.

Bols

- Un grand bol serait génial pour les salades, les légumes, et ou le pain. Vous devez en acheter un inoxydable.

Mélanger

- Les mélangeurs seraient toujours nécessaires pour vos recettes à base de plantes. Ils sont nécessaires pour les trempettes de haricots, smoothies, sauces à salade, et puddings entre autres.

Préparation des aliments

- Les petits outils pour aliments peuvent émincer ou hacher les herbes.
- Les petits outils pour aliments peuvent aider à râper les légumes, écraser les haricots et trancher.

Avec ces outils de cuisine, vous pouvez faire des repas à base de plantes délicieux et nutritifs. Si ces appareils sont en très bon état, vous apprécierez mieux la cuisine. Vous comprendriez que le régime alimentaire peut aussi être une expérience amusante.

Créer les bonnes adaptations à base de plantes

Lorsque vous voulez créer votre propre plan de repas de régime à base de plantes, vous devriez envisager des adaptations qui répondront adéquatement à vos besoins nutritionnels. Comme il est mentionné dans le chapitre précédent, ce régime n'est pas parfait. Il manque de vitamine B12 et de certains acides gras nécessaires. Découvrez ici plus de conseils sur les adaptations qui aideront à atteindre la bonne santé.

Assurer la vitamine B12

Encore une fois, la vitamine B12 est essentielle car elle aide à former des cellules sanguines et la division des cellules sanguines. Elle contribue également à soutenir le système nerveux. Les femmes qui allaitent doivent avoir assez vitamine B12 ou l'enfant risquerait d'avoir une survie générale apathique ou léthargique. On croit que les gens devraient avoir 2 1/2 microgrammes de vitamine B12 par jour (Craig, WJ, PhD., MPH, RD 2015).

Pour assurer d'obtenir suffisamment de vitamine B12, incorporez le soja ou le lait de riz dans votre plan alimentaire. Utilisez les levures nutritionnelles qui indiquent la vitamine B12 sur leurs étiquettes. Vous pouvez également trouver des céréales qui ont ce nutriment en abondance.

Assurer le nécessaire en acides gras

Le régime alimentaire à base de plantes ne peut pas fournir assez d'acides gras oméga-3. Rappelez-vous, les acides gras oméga-3 sont reconnus pour lutter contre les maladies cardiaques. De même, vous pouvez inclure des acides gras oméga-3 par la cuisson avec le soja, les graines de lin ou l'huile de canola. Vous pouvez également manger plus de noix.

Prévenir l'anémie

Certaines personnes croient que le régime alimentaire à base de plantes manque de fer. Mais les experts en santé et les choix alimentaires clairs démystifient facilement cette théorie. Certains choix alimentaires à base de plantes qui fournissent beaucoup de ce minéral et préviennent l'anémie sont :

- Haricots
- Feuilles de navet
- Chou frisé
- Abricots
- Pastas

Assurer l'apport en protéines

D'autres croient que manger de la nourriture à base de plantes signifie manquer de protéines. Il y a peu de preuves que cette théorie soit correcte. De nombreux choix alimentaires offrent des protéines. Vous devriez avoir des choix alimentaires riches en protéines dans vos plans alimentaires comme les fèves au lard, le tofu et bagels de taille moyenne.

Réduire au minimum la viande

De nos jours, beaucoup e débutants du régime à base de plantes participent à la campagne mondiale du lundi sans viande. Des initiatives similaires peuvent vous aider à manger moins de viande et suivre le régime alimentaire de manière plus disciplinée. Vous pouvez couper les parts de viande à la moitié de ce que vous mangez habituellement. Mettez vous au défi de tenir 10 jours sans poulet ou autres viandes favorites sans tricher.

Notez que vous devez progresser dans l'élimination de la viande et d'autres produits d'origine animale à votre propre rythme. Vous pouvez également demander conseil à votre médecin. Vous allez faire des appels sur les bonnes adaptations alimentaires à base de plantes avec ces repères et de vous assurer que la transition vers un régime alimentaire sain se fasse en douceur.

Fixer les clés d'une alimentation disciplinée

Avez vous une idée globale d'une alimentation à base de plantes ? Vérifier.

Vous souvenez-vous des « A FAIRE » et «A NE PAS FAIRE » du régime alimentaire sain ? Vérifier.

Avez-vous préparé votre cuisine et griffonné les adaptations nécessaires ? Vérifier.

Ces tâches sont simples par rapport à affronter les angoisses pour suivre un régime de discipline, où le véritable défi réside. Vous pouvez surmonter vos soucis avec ce guide fiable. Chaque étape sert de clé qui débloquera vos capacités pour atteindre les meilleures habitudes alimentaires à base de plantes.

Étape 1 : Il n'y a pas de pression.

Rappelez-vous comment vous pouvez commencer avec les lundis sans viande ? Vous devez également vous rappeler qu'il n'y a pas de véritable pression pour être strict avec ce régime. Vous savez dans votre esprit et le cœur les principales raisons pour lesquelles vous avez pris une saine habitude de manger. Vous ne devez pas vous faire pression pour atteindre vos objectifs nutritionnels tout de suite. Il suffit de garder vos motivations à l'esprit et faciliter la transition.

Vous pouvez commencer par l'objectif du lundi sans viande. Ensuite, la pratique de 10 jours de manger de la viande spécifique. Puis étirer le temps d'un engagement de mois. Évitez de vous culpabiliser sur l'échec ou le doute de soi, et pensez à cette clé - pas de pression !

Étape 2 : Visez des mini-objectifs.

Notez les grands objectifs de perdre du poids ou de devenir plus en forme sur vos tableaux de vision à la maison et le bureau. Ensuite, incluez les mini-objectifs sur les applications de tâches quotidiennes de votre téléphone cellulaire ou ordinateur portable. Ça peut être des mini-objectifs : Manger du poisson une fois que cette semaine et / ou prendre un yogourt laitier aujourd'hui, puis l'oublier pour le reste de la semaine.

Les mini-objectifs ouvriront la voie à la réussite. Si vous avez tendance à la rechute, revenez à la clé de l'étape 1 et rappelez-vous, il n'y a pas de réelle pression. Gardez à l'esprit, dans vos choses à faire quotidiennes, l'idée centrale que les mini-objectifs sont réalisables.

Étape 3 : Les initiatives sont les actions réelles.

La réalité est que vous pouvez faire tous les plans du monde, mais ils ne compteront pas sans un effort réel ou des actions. Alors, réalisez des mini-objectifs en vous gardant « en déplacement » Assurez-vous de vérifier ces réalisations et ne restez pas inactif. Les mini-objectifs et les initiatives sont les mêmes. Mais l'étape d'agir est plus importante que la planification des mini-objectifs parce que vos actions deviennent réalisations lorsque vous les avez terminées.

Quelques exemples d'objectifs et des initiatives visant à agir pour sont les suivants :

- Évitez de mettre des œufs sur la liste d'épicerie, ou laisser tomber la section laitière.
- Concoctez tous les œufs dans votre réfrigérateur ou donnez les aux voisins.
- Ne mangez pas d'animaux à deux pattes pendant deux semaines.
- Videz votre réfrigérateur de tous les produits d'origine animale

Par conséquent, gérer la clé d'agir sur les initiatives avec précaution.

Étape 4 : Trouver du plaisir dans la variété des options alimentaires à base de plantes.

Avec la pratique des adaptations appropriées, toutes les recettes à base de plantes sont des repas sains. La plupart des ingrédients sont très abordables. Il y a beaucoup de plats que vous pouvez essayer dans la cuisine ou à la commande.

Vous ne vous ennuierez jamais aussi à cause des nombreux choix alimentaires que ce régime offre. Vous pouvez avoir plus de plaisir dans la préparation de recettes traditionnelles à base de plantes. Vous pouvez passer des hamburgers de poulet à des hamburgers de haricots noirs. Vous pouvez faire une tarte à la polenta ou une pizza avec des oignons caramélisés et pesto.

Les options sont infinies et vous serez motivé à maintenir votre alimentation. Vous savez que la clé pour trouver du plaisir dans une variété végétale est essentielle à la discipline du régime.

Étape 5 : Une place pour une pause saine est disponible

Pour soutenir la première étape de ne pas avoir encore plus de pression, vous pouvez faire de la place pour des collations ou des tricheurs. Vous pouvez toujours faire des choix alimentaires sains avec une pause.

Une façon pour une pause saine est de rendre votre week-end dédié à l'étape 4: « Trouvez du plaisir dans la variété des options alimentaires à base de plantes.» Faites une expérience alimentaire et faites un repas sans viande applicable au nouveau régime. Ayez une fausse viande dans votre assiette, ou essaye un des substituts laitiers recommandées dans le guide. Lorsque vous pouvez faire votre « pause » entièrement à base de plantes, vous aurez aussi réalisé les étapes trois et quatre. Les mini-objectifs deviennent de grands objectifs qui sont aussi réalisables.

La clé pour faire de la place pour une pause saine fait la preuve que vous pouvez vous détendre et rester sur vos objectifs de nutrition en même temps.

Étape 6 : Renforcer une alimentation saine avec d'autres pratiques saines.

Bien que le régime alimentaire à base de plantes puissent vous donner accès à un potentiel de santé complet, vous ne pouvez pas compter uniquement sur les habitudes alimentaires nutritives. Vous devez gérer d'autres pratiques saines avec le meilleur régime. Les pratiques de santé les plus recommandables sont la méditation ou à des activités de détente et l'intégrartion d'exercice.

La méditation et des activités de détente comme le tai-chi peuvent apaiser votre esprit. Vous serez mieux en mesure de faire face à un patron exigeant ou de prendre soin de votre famille occupée si vous avez un état mental calme. Vous devez prendre 5 minutes pour arrêter les pensées négatives ou gênants pour méditer à la place. Donnez la priorité à 10 minutes de postures de yoga rapide pour libérer la tension du corps et de l'esprit. Vous serez heureux d'avoir ces pratiques saines dans votre emploi du temps et la conviction qu'avec les bonnes habitudes alimentaires, vous êtes amené faire plus.

Dans le même sens, le choix de s'exercer deux à trois fois par semaine peut faire des merveilles pour la santé globale de votre corps. Vous pouvez former chaque groupe musculaire ou une partie du corps une ou deux fois par semaine. Vous pouvez demander à votre médecin ou un entraîneur personnel les meilleures pratiques d'exercice pour votre potentiel de santé. Mais vous pouvez commencer immédiatement avec des exercices non-gym, comme faire 3 séries de 10 flexions des jambes est un bon début, à la maison ou un sprint colline de 20 verges dans votre parc de quartier.

Les exercices petits et courts préparent votre corps pour la journée. Vous verrez quand vous vous exercez et mangez bien que vous pouvez effectuer plus de ces exercices avec plus de confiance. Ainsi, le renforcement des pratiques saines devrait faire partie de votre emploi du temps quotidien et être un élément précieux de votre temps.

Étape 7 : Plus d'examen et d'éducation équivaut à plus de motivation.

Revoyez ce guide à plusieurs reprises pour vous garder discipliné. Plus vous lisez, plus vous pouvez découvrir et redécouvrir. Joignez-vous à des groupes de régime à base de plantes sur les sites de médias sociaux. Regardez des vidéos et des blogs de cuisine pour un régime sain. Vous devriez vous immerger dans ce monde fantastique de la santé afin de vous encourager à maintenir vos objectifs nutritionnels sur une base à long terme. En passant en revue et en apprenant davantage, vous sentirez que votre alimentation vous apporte beaucoup de nouvelles opportunités, des idées et des connexions. Vous pourrez également impressionner vos pairs avec toutes les connaissances sur la santé que vous avez. En conclusion, la discipline et l'éducation continue dans l'alimentation doivent être transformés en une pratique passionnante.

Étape 8 : Opter pour une alimentation à base de plantes avec des amis.

La dernière touche à la discipline de l'alimentation est de trouver des amis, proches, et les soutiens qui peuvent aider pour vos objectifs nutritionnels à 100 pour cent. Dites-leur les raisons pour lesquelles le régime alimentaire à base de plantes est bénéfique pour leur propre santé ou recommandez leur ce livre. Ensuite, encouragez les à vous joindre pour fixer les saines habitudes alimentaires ensemble. Cela pourrait servir d'excellent défi que vous et vos proches pourriez avoir ensemble.

Lorsque vous avez quelqu'un au régime avec vous, vous serez appelé à manger plus sainement, ainsi que de surveiller leur bien-être aussi. Il y aura moins de pression et vous aurez quelqu'un qui se confier quand vous faites une rechute et quelqu'un pour vous rappeler de rester sur le droit chemin. Cette personne peut être « un ami que vous connaissez vraiment » ou quelqu'un que vous rencontrez sur les groupes de médias sociaux. Plus important encore, cela devrait être quelqu'un qui peut être là pour vous aider et vice-versa. La clé de l'inclusion de l'amitié avec la pratique de régime est un concept amusant et un excellent à fixer.

Fixer un menu alimentaire discipliné peut paraître difficile. Avec ces clés à l'esprit, consacrez votre temps et vos efforts à vos objectifs de régime et de nutrition. Vous serez plus confiant dans la réalisation plutôt que de ne pas le rêve ultime de potentiel de santé.

La mise en œuvre d'une saine habitude de manger à la maison implique plus que de savoir ce qu'il faut mettre dans la cuisine ou les clés d'une alimentation disciplinée. Il implique que vous soyez prêt à avoir une maison qui pratique des habitudes alimentaires nutritives. Les notes que vous avez prises dans ce chapitre deviendront très utiles pour créer un environnement heureux à la maison et contribuer à l'amélioration de son état de santé.

Points clés

- La mise en œuvre de ce régime à la maison assure des habitudes alimentaires nutritives.

- Sur votre liste d'épicerie, vous devez donner la priorité :
1. 2 tasses de fruits par jour

2. 2 1/2 tasses de légumes par jour

3. 5 onces (150 g) de protéines par jour

4. 6 onces (180 g) de blé entier par jours

5. produits riches en vitamine B12

6. substituts laitiers comme le yaourt ou d'amandes et le lait de coco

7. produits avec des acides gras oméga-3 comme les noix et l'huile de canola

- Votre cuisine doit avoir des appareils de haute qualité et de gadgets qui rendent des recettes à base de plantes faciles. Ces éléments devraient inclure un mélangeur, des couteaux tranchants et lourds, une cocotte-minute électrique, bols, et un robot culinaire.

- Quelques-unes des bonnes adaptations aux moyens de régime à base de plantes sont de vous assurer que vous avez suffisamment de protéines et d'éliminer la viande. Des exemples de choix de protéines sont le tofu et les fèves au lard. Vous pouvez supprimer la viande à votre propre rythme et avec un objectif réaliste comme un plan alimentaire de 10 jours sans poulet.

- Reportez-vous aux clés de fixation du régime pour garder la discipline pour maintenir vos objectifs nutritionnels. Certaines des clés les plus importantes sont : n'avoir aucune pression, prendre des initiatives, renforcer les habitudes alimentaires avec d'autres pratiques saines et suivre le régime avec des amis entre autres.

Chapitre 3 : Devenir un modèle de nutrition

Lorsque vous maîtrisez l'alimentation à base de plantes, vous devenez immédiatement un modèle de la nutrition. Vos pairs et ceux qui suivent le régime peuvent s'attendre à ce que vous connaissiez les bases de la bonne santé. Votre famille devrait être en mesure de voir que vous pratiquez votre régime alimentaire dans les restaurants ou cafés. Les enfants autour de vous devraient être en mesure d'observer et d'imiter vos habitudes alimentaires nutritives. Vous devez également savoir que certains produits à base de plantes peuvent même vous aider à éviter la maladie et améliorer votre image. Ce chapitre est le meilleur endroit pour comprendre comment devenir un modèle précis de la nutrition avec ce régime.

Accéder aux avantages de la compréhension de la valeur nutritive

Ceux qui suivent le régime à base de plantes font généralement leurs choix alimentaires en fonction de leurs connaissances sur une bonne nutrition. La qualité de la santé repose en grande partie sur les habitudes alimentaires d'une personne ; par conséquent, être en mesure de se rappeler les fondamentaux d'une alimentation saine sera toujours une pratique utile. Comprendre les éléments et les concepts des faits de nutrition n'est pas compliqué. Ils sont aussi prompts à corriger lors de l'établissement de vos plans d'épicerie.

Indice de masse corporelle

Pour déterminer si vous êtes en forme, vous devez connaître votre indice de masse corporelle (IMC). L'IMC identifie la graisse du corps que vous portez en fonction de votre taille et votre poids. Il peut également impliquer que vous êtes à risque pour toute maladie. Votre IMC valide les conditions d'obésité ou d'insuffisance pondérale et est classé selon les calculs suivants :

Insuffisance pondérale – en dessous de 18,5

Ordinaire-18,5-24.9

Surpoids- 25,0-29,9

Obésité- Au-dessus de 30,0

Votre médecin, formateur nutritionniste ou personnel sera le meilleur professionnel qui peut vous aider à bien faire les adaptations à base de plantes pour 'voir un IMC sain. Vous pouvez également vous rappeler les suggestions dans ce livre.

Calories

Les calories sont les sources d'énergie du corps. Elles travaillent en étroite collaboration avec les hydrates de carbone, protéines et matières grasses. Elles créent aussi des protéines et des acides aminés à travers le métabolisme du corps. Il convient de noter que le corps brûle des calories pour équilibrer la santé. Le corps a besoin de calories pour l'énergie, mais trop d'apport calorique peut conduire à l'excès de poids et en fin de compte, les maladies. Vous devez connaître votre apport calorique moyen pour répondre à vos besoins de santé. La bonne quantité de calories est évaluée selon le sexe, l'âge, et les efforts d'activité physique.

Il est recommandé de faire de votre mieux pour évaluer vos activités physiques. Les activités physiques sont des considérations importantes, car c'est ce que vous utilisez pour votre énergie, et elles façonnent aussi votre état de remise en forme. Il existe trois niveaux d'activité physique :

1. sédentaire
2. modérément actif
3. actif

Le niveau d'activité sédentaire est une activité physique légère ou l'énergie utilisée pour faire de simples tâches quotidiennes.

Pour être considéré, moyennement actif, vous faites des activités qui s'assimilent à la marche de 1,5 à 3 miles (2.4 à 4.8 km) chaque jour à 3 à 4 miles (4,8 à 6.4 km) par heure, ainsi que l'accomplissement de simples tâches quotidiennes. Être actif équivaut à 3 miles tous les jours à 3 à 4 miles par heure, ainsi que des simples tâches quotidiennes. Zelman, MPH, RD, LD (2008) de WebMD a déterminé l'apport calorique standard pour le public.

Voici les lignes directrices pour une alimentation quotidienne :

Le genre	Âge	Sédentaire	Modérément actif	Actif
Femmes	19-30	2000	2,000-2,200	2400
	31-50 +	1800	2000	2200
Homme	19-30	2400	2,600-2,800	3000
	31-50 +	2200	2,400-2,600	2,800-3,000

Quand vous achetez et cuisinez des aliments à base de plantes, vous pouvez maintenant vérifier les étiquettes de nutrition et voir si vous répondre à vos besoins d'ingestion en calories.

Glucides

Les glucides travaillent avec les calories pour fournir de l'énergie. Le département américain de l'Agriculture (USDA) (2010) a constaté que 45-65% des calories sont crédités aux hydrates de carbone. En outre, les hydrates de carbone se décomposent en glucose, qui est la source d'énergie primaire du corps.

Les grains partiels et les sucres raffinés créent des glucides. Les glucides raffinés sont déconseillés pour le corps, car ils endommagent la santé du corps. Mais les experts en santé soulignent que les glucides sont nécessaires pour le plein potentiel de santé. Il est donc conseillé d'éviter des bonbons.

Alors qu'un régime faible en glucides peut aider à atteindre des objectifs de nutrition individuels destinés à la perte de poids, le régime alimentaire à base de plantes vous permet de bien consommer les glucides et de se concentrer sur les grains entiers, les fruits et les légumes. A propos 45 à 65 pour cent des calories équivaut à environ 225-325 grammes de glucides pour une alimentation quotidienne de 2.000 calories (Mayo Clinic personnel 2014).

Sucres

Les sucres sont un type de glucides. Ils aident à fournir de l'énergie et de la vitamine A à la digestion. Ils ajoutent le goût et la texture à la nourriture. Cependant, des quantités excessives de consommation de sucre conduisent à des maladies.

Les professionnels de la santé soulignent que les sucres doivent être considérés comme des hydrates de carbone. Les glucides devraient constituer plus de la moitié de la consommation d'énergie de l'alimentation. De plus, l'American Heart Association suggère de limiter la quantité de sucre ajouté aux montants suivants :

- Hommes : 150 calories du montant total de vos calories par jour nécessitent environ 9 cuillères à café ou 37,5 grammes par jour.
- Femmes : 100 calories du montant total de vos calories par jour nécessitent environ 6 cuillerées à thé ou 25 grammes par jour.

En outre, il est essentiel de faire la distinction entre les sucres naturels, qui se trouvent dans les légumes et les fruits de sucre, qui sont les sucres ajoutés aux aliments, généralement le sucre de table ordinaire. Les sucres ajoutés sont souvent indiqués comme le sirop de maïs à haute teneur en fructose ou le saccharose dans les étiquettes des aliments. Vous devez éviter les sucres ajoutés autant que possible.

Les sucres naturels dans les légumes et les fruits, qui font l'objet d'un régime alimentaire à base de plantes, sont parfaitement bons. Mis à part le sucre biologique, ces aliments sains contiennent des fibres, de l'eau, et divers oligo-éléments.

Protéines

Ce composant cellulaire est responsable de la réparation et la construction des tissus dans le corps. Les protéines provenant de sources alimentaires végétales et animales sont digérées et décomposées dans l'estomac en des blocs de construction de protéines appelées acides aminés. Le système humain utilise ensuite ces acides aminés pour construire et réparer votre corps. Neuf des 20 acides aminés que votre corps a besoin, appelés acides aminés essentiels, ne sont pas synthétisés par le corps, vous devez donc les obtenir par l'alimentation.

Ces 9 acides aminés essentiels sont les suivants :
1. valine

2. tryptophane

3. thréonine

4. phénylalanine

5. méthionine

6. lysine

7. leucine

8. isoleucine

9. histidine

A propos, de 10 à 35 pour cent de votre apport calorique quotidien devrait provenir de protéines maigres. Puisque vous limitez ou évitez les protéines animales dans un régime alimentaire à base de plantes, vous pouvez les obtenir à partir de ces sources végétales satisfaisantes :

- Amandes
- Amarante

- Artichauts
- Asperges
- Haricots à œil noir
- Haricots noirs
- Brocoli
- Graines de chia
- Pois chiches
- Edamame
- Haricots verts
- Pois verts
- Lait de chanvre
- Graines de chanvre
- Lentilles
- Levure alimentaire
- Flocons d'avoine
- Beurre d'arachide
- Graines de citrouille

- Quinoa
- Lait de soja
- Épinard
- Spiruline
- Tahini
- Tempeh
- Tofu

Graisses

Comme les glucides, les graisses ont été diabolisées comme menant à l'engraissement et malsaines. Mais il y a une différence distinctive entre les graisses alimentaires et la graisse corporelle.

Les graisses alimentaires sont des nutriments essentiels qui fournissent l'énergie au corps, aident à protéger les organes des dommages, et stimulent l'absorption de certaines vitamines qui sont solubles dans les graisses, y compris les vitamines D, A, K et E.

Vous devez éviter les gras trans, qui est le type de graisse qui se trouve dans la matière grasse, les produits de boulangerie et les aliments transformés. Ils sont ce qu'on appelle « mauvais gras » et ils augmentent le risque de développer une maladie cardiaque.

D'autre part, les acides gras insaturés ou ce qu'on appelle « bon gras » aident à prévenir les maladies cardiaques et même aident à protéger le cœur. Le beurre de noix, les graines de lin, l'huile d'olive, les avocats et les noix sont d'excellentes sources de graisses saines dans un régime alimentaire à base de plantes.

Les acides gras oméga-3 et d'autres acides gras polyinsaturés sont également essentiels pour le bon fonctionnement du corps. Cependant, contrairement à d'autres acides gras, le corps ne peut synthétiser. Noix, graines de lin, les graines de chia ne sont que quelques-unes des meilleures sources d'acides gras oméga-3 d'origine végétale.

A propos de 20 à 35 pour cent de votre apport quotidien devrait provenir de matières grasses alimentaires saines.

Vitamines

Il y a beaucoup de différents types de vitamines, et chacune a son rôle et fonction spécifique dans le corps, et elles sont tout aussi essentielles pour maintenir une santé optimale. Les hommes et les femmes ont des différences infimes dans les quantités de vitamines dont le corps a besoin spécifiquement. Cependant, en général, le corps a besoin des vitamines essentielles suivantes :

- Vitamine A
- Vitamine C
- Vitamine D
- Vitamine E
- Vitamine K
- Vitamines B

Une alimentation à base de plantes vous assure votre besoin quotidien de vitamines essentielles puisque vos repas sont composés de beaucoup de légumes et minéraux.

Minéraux

Comme les vitamines, les minéraux sont essentiels pour maintenir le bon fonctionnement du corps, chaque type a son rôle spécifique, et les besoins du corps sont les suivants :

- **Sodium** - maintient le volume de fluide à l'extérieur des cellules et les aide à fonctionner correctement. Les experts en santé suggèrent de garder votre apport quotidien de sodium sous la barre de 2400 milligrammes par jour.

- **Potassium-** maintient le fluide à l'extérieur et à l'intérieur de la cellule, ce qui empêche l'augmentation excessive de la pression artérielle lors de l'apport des quantités élevées de sodium. Les tomates, les pommes de terre, et les bananes sont riches en potassium.

- **Calcium-** aide à construire et à entretenir des dents et des os solides. Le lait d'amandes, et le fromage sont d'excellentes sources de calcium.

Toutefois, étant donné que vous limitez ou évitez les produits d'origine animale, vous pouvez obtenir votre besoin quotidien de calcium de ce qui suit :

- Noix et beure d'amande
- Amandes
- Bok choy

- Brocoli
- Graines de chia
- Figues sèches
- Chou frisé
- Graines de lin
- Feuilles de moutarde
- Haricots blancs
- Gombo
- Pak Choi
- Riz au lait
- Lait de soja
- Yaourt de soja
- Graines de soja
- Légumes de printemps
- Tahini
- Tempeh
- Tofu

- Feuilles de navet

D'autres minéraux importants comprennent le fer, le chlorure, le magnésium, le phosphore, et d'autres oligo-éléments.

Eau

Beaucoup d'entre accordent de l'importance à un corps bien hydraté. Notre masse corporelle est composé de 55 à 75 pour cent d'eau. Même quelques jours sans eau peuvent être nocifs pour votre santé. Elle est le composant de base de chaque cellule du corps.

L'eau maintient l'homéostasie du corps, elle transporte aussi les nutriments aux cellules, régule la température du corps, aide à la digestion des aliments et aide à éliminer les déchets du corps.

- Les adultes doivent boire entre 25 à 35 millilitres de liquide pour chaque kg de poids corporel, ce qui totalise environ 2-3 litres de liquide par jour ou de 8 à 12 verres d'eau.

Si vous ne recevez pas suffisamment de liquide, vous pouvez souffrir de fatigue, d'étourdissements, de peau sèche, de fréquence cardiaque rapide, et même de la mort.

En dehors de l'eau potable, vous pouvez adéquatement hydrater votre corps en consommant des aliments à forte teneur en eau, comme les légumes et les fruits.

Il semblerait que cela prendrait beaucoup d'efforts pour entasser tous ces macronutriments et les micronutriments dans votre alimentation.

Heureusement, c'est plus simple qu'il n'y paraît pour obtenir votre apport quotidien en nutriments. Il n'y a pas besoin de suivre un guide spécifique ou une liste pour une alimentation saine avec soin sauf si vous êtes sur un régime restreint ou si vous avez une condition qui implique que vous d'élaborer une ligne directrice stricte. Il vous suffit de suivre un régime alimentaire avec les aliments entiers riches en grains entiers, les légumes et les fruits. Avec une alimentation à base de plantes, vous serez en mesure de consommer une quantité copieuse de tous les nutriments essentiels dont vous avez besoin à chaque repas. Un menu alimentaire sain est riche en nutriments et peut fournir à votre corps des quantités concentrées en micronutriments avec chaque portion.

Chapitre 4 : Commencer la journée avec des petits-déjeuners à base de plantes

Vous devez commencer chaque matin avec un petit-déjeuner à base de plantes et délicieux nutritifs. Ces petits déjeuners vous fournir l'énergie nécessaire pour faire tout ce dont vous avez besoin et commencer la journée avec une sensation superbe.

L'avoine à l'amour

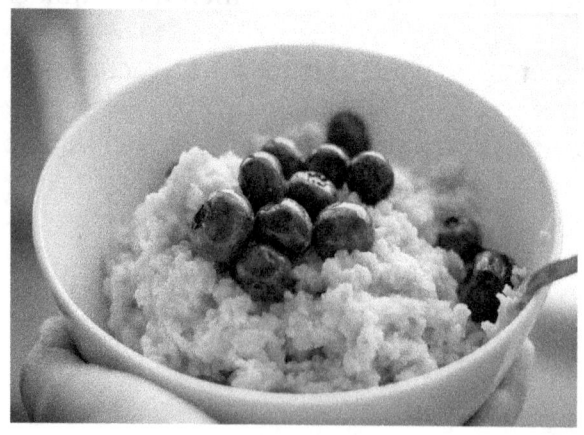

Temps de préparation : 1 minute

Temps de cuisson : 5 minutes

Donne 2 portions

Ingrédients :

- 1 tasse de flocons d'avoine
- 1 tasse de bleuets, frais ou congelés
- 1 3/4 tasses d'eau
- 2 cuillères à soupe de graines de chia
- 2 tasses de lait d'amande, ou votre lait de choix
- nectar d'agave, au goût

Instructions :

1. Sur une plaque de cuisson, faire bouillir l'eau dans une casserole.
2. Ajouter l'avoine et continuer à faire bouillir. Ensuite, mettre les graines.

3. Faire bouillir pendant 2-3 minutes. Baisser le feu et remuer en cas de besoin.

4. Prendre deux bols. Mettre une demi-tasse de bleuets dans chacun d'eux. Verser l'avoine cuite sur les fruits.

5. Incorporer les flocons d'avoine, puis ajouter le lait non laitiers. Ajouter l'agave au goût. Servir chaud.

Calories :	819 kcal
Glucides totaux :	58,5 g
Sucre :	15,6 g
Graisse totale :	64,6 g
Protéine :	14.4 g
Sodium :	43 mg

Tonifiant au granola

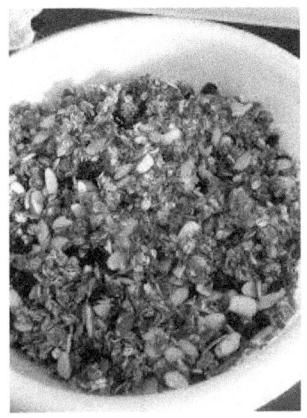

Préparation : 5 minutes

Temps de cuisson : 20 minutes

Portions : 6

Ingrédients :

- 2 tasses d'avoine
- 1 tasse de noix, crues et non salées
- 1 tasse de raisins secs
- 1 tasse de noix de coco râpée séchée
- 1/2 tasse d'amandes blanchies

- 1/2 tasse de pepitas ou graines de citrouille
- 1/3 tasse de sirop d'érable
- 1 cuillère à café de cannelle
- 1 cuillère à café de poudre de gingembre
- 1 cuillère à café de garam masala
- 1 cuillère à café de gros sel de mer Celtique

Instructions :

1. Préchauffer le four à 350 ° F.
2. Prendre du papier parchemin non adhésif et le poser sur une plaque à cuisson. Réserver.
3. Dans un grand bol, mettre les ingrédients secs, les noix et les épices. Puis mélanger et combiner.
4. Incorporer le reste des ingrédients et bien mélanger. Vous pouvez utiliser vos mains.

5. Prendre la plaque de cuisson et étaler le mélange uniformément. Mettre au four pendant 15 minutes.

6. Mélanger le granola, étendre ensuite à nouveau régulièrement. Cuire au four pendant 10 minutes. Il devrait sortir brun.

7. Mettre les raisins secs et noix de coco râpée. Mélanger doucement refroidir. Plus de refroidissement va créer une texture solide. Ensuite, c'est pratiquement prêt à servir.

Calories : 471 kcal

Glucides totaux : 64 g

Sucre : 29 g

Graisse totale : 20 g

Protéine : dix g

Sodium : 294 mg

La solution crêpe

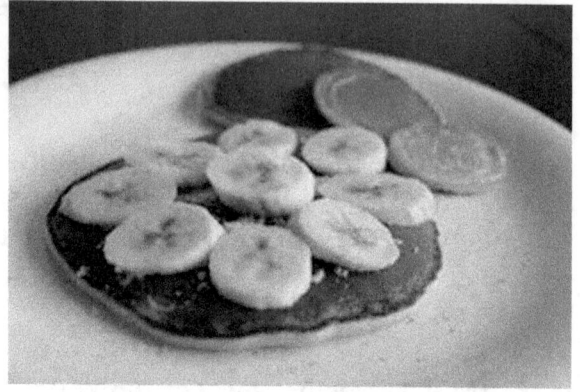

Préparation : 5 minutes

Temps de cuisson : 20 minutes

Donne 4 portions

Ingrédients :

- 1 tasse de farine de sarrasin
- 1 tasse de lait d'amande, non sucré
- 1 banane mûre, en purée
- 1 cuillère à soupe de graines de lin moulues
- 1 cuillère à soupe de sirop d'agave

- 1 cuillère à café de levure chimique
- 1 cuillère à café de bicarbonate de soude
- 1/8 cuillère à café de sel rose de l'Himalaya
- huile de noix de coco
- tranches de bananes, miel brut, amandes grillées

Instructions :

1. Prendre un grand bol. Mettre la farine, la poudre à pâte et le bicarbonate, le lin au sol, et le sel. Mélanger les ingrédients.

2. Mettre la purée de banane, le lait et le sirop d'agave. Les mélanger pour sécher les ingrédients. La pâte va tourner fluide et épaisse.

3. Prendre une poêle en fonte et la graisser avec l'huile de noix de coco. Faire chauffer à plus qu'une température moyenne.

4. Mettre 1/4 de la pâte dans la poêle et faire cuire pendant 2 minutes. De petites bulles apparaissent. Retourner les crêpes et cuire à nouveau pendant 2 minutes.
5. Mettre sur une assiette et recouvrir d'une serviette. Cela permet de garder au chaud.
6. Répéter l'opération pour plus des crêpes. Ensuite, napper avec les tranches de bananes, le miel et les amandes.

Calories :	465 kcal
Glucides totaux :	65,2 g
Sucre :	20 g
Graisse totale :	19.8 g
Protéine :	14.7 g
Sodium :	437 mg

Le porridge énergétique

Préparation : 5 minutes

Temps de cuisson : 25 minutes

Donne 2 portions

Ingrédients :

- 1/2 tasse de quinoa
- 1 avoine tasse
- 2 1/4 tasses d'eau
- 2 pommes pelées, évidées et coupées en dés
- 2 cuillères à soupe de yaourt de noix de coco
- 1 cuillère à soupe de copeaux de noix de coco ou de noix de coco desséchées
- 3 1/2 oz cerises fraîches
- 1 poignée de framboises fraîches
- 1 pincée de cannelle mélangée à de la muscade et du gingembre

- 1 pincée de cannelle supplémentaire
- 1 pincée de noix de muscade fraîchement râpée supplémentaire

Instructions :

1. Dans une casserole, mettre le quinoa, l'avoine et mélange d'épices. Ajouter 2 tasses d'eau. Faire bouillir à feu doux. Réduire mijoter, puis laisser cuire pendant 10 minutes. Ajouter de l'eau si nécessaire.

2. Faire une compote de pommes en mettant les pommes dans une casserole. Couvrir de ¼ tasse d'eau, une pincée de cannelle et une pincée de noix de muscade. Faire bouillir jusqu'à ce que cela soit tendre. Cela devrait prendre 10 minutes. Égoutter et les verser dans un robot culinaire. Les mélanger jusqu'à consistance lisse. Ensuite, réserver.

3. Diviser la bouillie en deux bols. Napper avec une grande cuillerée de compote de pommes. Ajouter les autres fruits et yogourt de noix de coco. Utiliser les copeaux de noix de coco comme garnitures supplémentaires. Servir chaud.

Calories : 260 kcal

Glucides totaux : 51 g

Sucre : 17 g

Graisse totale : 3 g

Protéine : 11 g

Sodium : 55 mg

Commencer la journée avec une salade

Temps de préparation : 20 minutes

Temps de cuisson : 20 minutes

Donne 4 portions

Ingrédients :

Pour la salade :

- 1 paquet de salade de mélange d'herbes verts environ 5 onces
- 2 tasses de fraises tranchées
- 1/2 tasse d'amandes effilées,
- 1/2 tasses de graines de citrouilles, salées et grillées
- 1/4 tasse de lard de noix de coco
- gros sel et poivre noir au goût
- Pour le lard de noix de coco :
- 1 1/2 tasse de noix de coco râpée non sucrée

- 1 cuillère à soupe de sauce soja
- 1 cuillère à soupe de sirop d'érable pur
- 1 1/2 cuillères à café de fumée liquide
- 1 1/2 cuillères à café d'eau
- 1/2 cuillère à café de paprika fumé
- 1/2 cuillère à café de poivre noir moulu

Pour la vinaigrette au poivre noir :

- 3/4 cuillère à café de poivre noir fraîchement moulu
- 1/3 tasse de vinaigre de vin rouge
- 2/3 tasse d'huile de canola
- 1 cuillère à café de sucre granulé
- 1/2 cuillère à café d'ail haché
- 1/4 cuillère à café de sel

Instructions :

1. Créer le lard de noix de coco d'abord en suivant les étapes 2 à 4.

2. Préchauffer le four à 325 F. Centrer la grille du four.

3. Fouetter la sauce de soja, le sirop, la fumée liquide et l'eau dans un bol de taille moyenne. Incorporer la noix de coco. Remuer jusqu'à ce que le liquide soit absorbé. Sur le dessus, saupoudrer le paprika et le poivre noir. Bien mélanger.

4. Prendreune grande plaque de cuisson et tapisser de papier parchemin. Répartir les noix de coco râpée pour créer une couche. Assurez-vous que les flocons soient répartis uniformément. Puis cuire au four jusqu'à ce qu'ils soient brun foncé. Cela devrait prendre 10 minutes minimum.

5. Faire la vinaigrette noire à côté. Mélanger les ingrédients (sauf l'huile) dans un petit bol. Bien les

fouetter. Ajouter lentement un filet d'huile de canola, le mélanger en fouettant.

6. Maintenant terminer la salade. Mettre le mélange dans un grand bol, puis saupoudrer de sel et de poivre noir. Mélanger pour un bon mélange. Incorporer les fraises, les graines de citrouilles, les amandes, et le bacon de noix de coco. Arrosez vos portions avec la vinaigrette.

7. Remarques : Le bacon peut brûler facilement. Il devrait être émietté.

Calories :	591 kcal
Glucides totaux :	14 g
Sucre :	2 g
Graisse totale :	8 g
Protéine :	55 g
Sodium :	145 mg

Riche pudding au riz

Préparation : 5 minutes

Temps de cuisson : 10-15 minutes

Donne 2 portions

Ingrédients :

- 1 tasse de lait de coco (environ 1/2 boite)
- 1 tasse de riz cuit blanc ou brun
- 1 cuillère à soupe de sirop d'agave ou d'érable
- 1 pincée de cannelle

Instructions :

1. Verser le lait de coco dans un pot de petite taille et porter à ébullition à feu moyen-élevé.

2. Ajouter le sirop d'érable et mélanger.

3. Ajouter le riz et remuer jusqu'à ce que le mélange soit réparti de façon uniforme.

4. Faire mijoter le mélange pendant 5 minutes ou jusqu'à ce que le liquide soit réduit et le mélange épais.

5. Diviser le mélange entre 2 bols. Saupoudrer le dessus avec la cannelle et servir.

Calories :	640 kcal
Glucides totaux :	87,4 g
Sucre :	10.1 g
Graisse totale :	29,2 g
Protéine :	9.4 g
Sodium :	24 mg

Muffins agréables à manger

Préparation : 5 minutes

Temps de cuisson : 25-30 minutes

Portions : 12

Ingrédients :

- 3/4 tasse de lait de soja
- 2 cuillères à café de levure
- 1/4 tasse d'huile
- 1/2 tasse de sucre
- 1 cuillère à café de sel
- 1 tasse de bleuets congelés
- 1 1/2 tasse de farine

Instructions :

1. Mettre la poudre à pâte, la farine, le sel et le sucre dans un bol et bien mélanger.

2. Incorporer le lait de soja et l'huile jusqu'à bonne incorporation. Incorporer délicatement les bleuets dans le mélange de pâte à frire.

3. Tapisser un moule à 12 muffins avec des tasses en papier. Diviser la pâte entre les moules à muffins.

4. Cuire dans un four préchauffé à 400 ° F (200° Celsius) pendant environ 25 à 30 minutes ou jusqu'à ce que les muffins soient cuits.

Calories : 144 kcal

Glucides totaux : 23,4 g

Sucre : 10.2 g

Graisse totale : 5 g

Protéine : 2.2 g

Sodium : 203 mg

Quinoa rapide pour une journée bien remplie

Préparation : 5 minutes

Temps de cuisson : 15 minutes

Portions : 1-2

Ingrédients :

- 3/4 tasses de quinoa non cuit
- 3 noix hachées,
- 2 1/4 tasses de lait d'amande, divisé
- 1 cuillère à soupe de sirop d'érable
- 1 cuillère à soupe de canneberges séchées
- 1 cuillère à soupe de beurre d'amande
- 1 kaki, haché

Instructions :

1. Verser 2 tasses de lait d'amande dans une casserole et porter à ébullition à feu vif.

2. Lorsque le lait est en ébullition, ajouter le quinoa et réduire la température à feu moyen ou mijoter le mélange à feu doux. Couvrir et laisser mijoter pendant environ 15 minutes quand le quinoa a absorbé le lait.

3. Retirer la casserole du feu. Verser le restant 1/4 tasse de lait d'amande et le beurre d'amande. Remuer jusqu'à ce que bien réparti.

4. Transférer le mélange dans un bol de service.

5. Ajouter le reste des ingrédients. Servir et amusez-vous !

Calories : 985 kcal

Glucides totaux : 69,2 g

Sucre : 15,5 g

Graisse totale : 76,3g

Protéine : 18,4 g

Sodium : 46 mg

Une omelette délicieuse aux pois chiches

Temps de préparation : 10 minutes

Temps de cuisson : 20 minutes

Rendement : 3 omelettes (6 pouces – 15 cm -chacune)

Ingrédients :

- 1 tasse de farine de pois chiches
- 1/2 cuillère à café de bicarbonate de soude
- 1/2 cuillère à café de poudre d'ail
- 1/2 cuillère à café de poudre d'oignon
- 1/3 tasse de levure nutritionnelle
- 1/4 cuillère à café de poivre noir
- 1/4 cuillère à café de poivre blanc
- 1 tasse d'eau
- 3 oignons verts (le vert et les parties blanches), haché
- 4 onces de champignons sautés, en option

Instructions :

1. Mettre la farine de pois chiches, le bicarbonate de soude, la levure alimentaire, le poivre noir, le poivre blanc, la poudre d'ail, et la poudre d'oignon dans un bol de petite taille et bien mélanger.
2. Verser l'eau dans le mélange de farine et remuer jusqu'à ce que le mélange forme une pâte lisse.
3. Faire chauffer une poêle à frire à feu moyen ou chaud. Lorsque la poêle est chaude, verser la pâte dans le moule, comme pour faire une crêpe. Saupoudrer chaque omelette avec 1-2 cuillères à soupe d'oignons verts, et si en vous utilisez, avec les champignons sautés.
4. Lorsque le fond des omelettes est doré, retourner et cuire pendant 1 minute ou jusqu'à cuisson.
5. Servir avec des épinards, salsa, tomates, sauce piquante, ou n'importe quelle garniture à base de plantes que vous voulez.

Calories :   316 kcal

Glucides totaux :   51 g

Sucre :   7.7g

Graisse totale :   5.1g

Protéine :   21.5g

Sodium :   243mg

Fabuleuse tarte aux fruits

Temps de préparation : 2 heures 30 minutes

Temps de cuisson : 0 minutes

Portions : 6

Ingrédients :

Pour la pâte :

- 2 tasses de noix brutes, ou d'amande, noix de pécan, ou votre noix préféré
- 7-12 dates Medjool, dénoyautées (si elles ne sont pas humides et collantes, faire tremper dans l'eau chaude pendant 10 minutes et égoutter)
- 1/4 cuillère à café de sel de mer, en option

Pour le remplissage :

- 1 1/2 tasse de fruits frais mélangés, divisés (fraises, bleuets, mangue, kiwi, ou vos fruits préférés)
- 1/2 cuillère à thé d'extrait de vanille

- 1/4 tasse de sirop d'érable, OU de sirop d'agave
- 12 onces de soie de tofu ferme, épongé et doucement pressé dans une serviette propre pendant au moins 15 minutes-1 heure
- 2 cuillères à soupe de jus de citron de 1 citron

Instructions :

1. Drainer ou appuyer sur le tofu.
2. Pendant ce temps, préparer la croûte. Mettre la noix dans un robot culinaire. Mélanger jusqu'à sa transformation jusqu'à ce qu'il ressemble à un plat mi-fin.
3. Avec le moteur du robot culinaire en marche, ajouter les dates 1 pièce à la fois par le bec jusqu'à ce que le mélange ressemble à une pâte. La pâte doit garder sa forme lorsque vous les serrez entre 2

doigts. Cela prendra environ 7 à 12 dates, en fonction de leur taille.

4. Tapisser une tarte standard ou un moule à tarte, ou quelques moules à tartelettes de 4 3/4 pouces avec du papier parchemin. Diviser la pâte en croûte entre les moules, en appuyant dans le moule pour créer une pâte uniforme. On peut mettre un papier parchemin sur le dessus de la croûte, puis utiliser un verre et appuyer fermement sur la croûte en place. Laisser reposer au congélateur jusqu'à refroidissement.

5. Mettre le tofu égoutté, l'édulcorant, la vanille et le jus de citron dans un mélangeur. Mélanger jusqu'à ce que le mélange soit lisse et crémeux, en grattant les bords au besoin.

6. Lorsque la croûte est refroidie, transférer le mélange de remplissage dans la croûte. Réfrigérer pendant au moins 2 heures, jusqu'à 4 heures.

7. Lorsque vous êtes prêt à servir, garnir de fruits et, le cas échéant, servir garni de crème fouettée de noix de coco.

8. Conserver les restes dans le réfrigérateur jusqu'à deux jours ou congeler pour le stockage à long terme.

Calories :	375 kcal
Glucides totaux :	27 g
Sucre :	19 g
Graisse totale :	26 g
Protéine :	14,5 g
Sodium :	119 mg

Chapitre 5 : Solutions pour déjeuners désirables

Le déjeuner peut être considéré comme le repas le plus social de la journée. Vous pouvez montrer vos repas à base de plantes à vos collègues et amis. Ils voient que vos habitudes alimentaires nutritives sont tout à fait délicieuses pour les yeux et les papilles aussi.

Le plus désirable des bols de chili

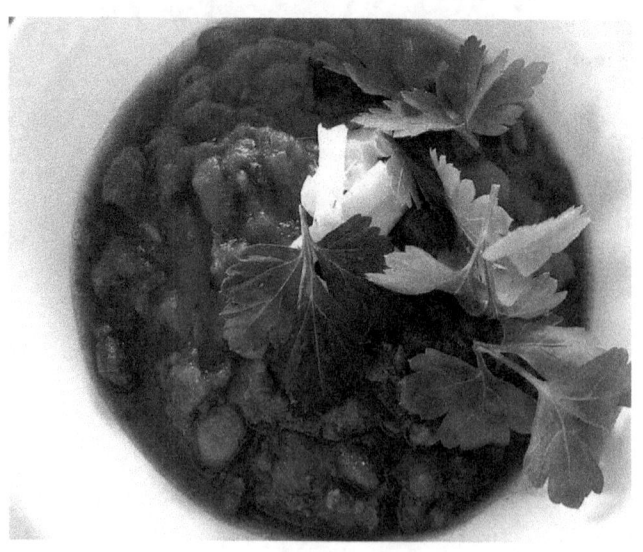

Temps de préparation : 10 minutes

Temps de cuisson : 45 minutes

Portions : 6

Ingrédients :

- 1 poivron rouge, en dés
- 3/4 tasse de lentilles sèches rouges, bien rincées à l'eau froide puis égouttées
- 1 3/4 tasse d'eau, et plus si nécessaire
- 1 oignon blanc ou jaune, en dés
- 1 jalapeño, coupé en dés avec les graines
- 3 cuillères à soupe de pâte de tomate
- 4 gousses d'ail
- 3 cuillères à soupe de poudre de piment, divisé
- 2 cuillères à soupe de cumin moulu, divisé
- 2 cuillères à soupe d'huile de pépins de raisin ou de noix de coco

- 1 cuillère à café de paprika fumé
- 1/2 cuillère à café de sel de mer et de poivre noir, divisée (ou plus au goût)
- 2 boîtes (15 onces) de tomates coupées en dés (si non salé, ajouter du sel de mer)
- 1 boîte (15 onces) de haricots, moyennement drainé
- 1 boite (15 onces) de haricots noirs, moyennement drainé
- 1-2 cuillères à soupe de sucre de noix de coco OU de sirop d'érable
- 1 boîte (15 onces) de maïs, égoutté, en option

Instructions :

1. Sur feu moyen ou chaud, chauffer une grande casserole. Quand elle est chaude, mettre dans l'huile, le poivron rouge et l'oignon. Assaisonner

avec le sel et le poivre noir, puis remuer. Remuer beaucoup pendant 4 minutes.

2. Prendre un mortier et un pilon. Mettez dans le jalapeno et l'ail. Piler jusqu'à ce qu'à obtenir une pâte grossière. prendre l'oignon et le poivron rouge, puis les mettre dans le grand pot. Assaisonner de sel et de poivre noir à nouveau.

3. Incorporer 2 cuillères à soupe de poudre de piment, une cuillère à soupe de cumin, les dés de tomates, la pâte de tomate, de paprika, et de l'eau. Remuer et bien mélanger. Faire bouillir doucement sur feu moyen à chaud.

4. Quand cela bout, mettre les lentilles, puis réduire le feu à moyen-doux, en créant un frémissement. On devrait voir des bulles, mais il ne devrait plus se produire d'ébullition. Cuire pendant 15 minutes, ce qui attendrit le chili. Ajouter de l'eau s'il parait sec et si les lentilles ne sont pas submergées.

5. Ajouter les haricots et les haricots noirs, 1/4 de sel et de poivre noir, et le reste du cumin et le chili en poudre. Remuer pour bien mélanger.
6. Laisser mijoter à feu moyen ou chaud, puis réduire à faible chaleur. Incorporer le maïs si vous le souhaitez. Couvrir puis laisser mijoter doucement pendant 20 minutes.
7. Ajouter l'assaisonnement pour plus de goût.

Calories :	320 kcal
Glucides totaux :	52,4 g
Sucre :	10 g
Graisse totale :	6.8 g
Protéine :	15.9 g
Sodium :	427 mg

Pain de viande à base de plantes

- Temps de préparation : 10 minutes
- Temps de cuisson : 55 minutes
- Portions : 8

Ingrédients :

- Pour le pain de viande de pois chiches :
- 2 tasses de chapelure panko
- 2 branches de céleri, hachées
- 2 carottes coupées en dés
- 2 boîtes (14 onces chacun) ou 3 1/3 tasses de pois chiches cuits, égouttés et rincés
- 1/4 cuillère à café de poivre noir
- 1/2 tasse de lait de soja ou d'amande sans arôme
- 1 cuillère à café de fumée liquide
- 1 oignon, coupé en dés
- 2 gousses d'ail, hachées

- 2 cuillères à soupe de graines de lin moulues
- 2 cuillères à soupe d'huile d'olive
- 2 cuillères à soupe de tamari ou de sauce de soja
- 2 cuillères à soupe de pâte de tomate
- 3 cuillères à soupe de sauce Worcestershire végétalienne
- Pour le glaçage à l'érable :
- 2 cuillères à soupe de sirop d'érable
- 2 cuillères à soupe de vinaigre de cidre de pomme
- 1/4 tasse de pâte de tomate
- 1 cuillère à café de paprika
- 1 cuillère à soupe de sauce de soja ou tamari

Instructions :

1. Préchauffer le four à 375F (190C). Graisser légèrement un moule à pain de 9 pouces avec de l'huile.

2. Travailler en lots au besoin, mettre dans un robot culinaire tous les ingrédients du pain de viande. Mélanger jusqu'à ce que les pois chiches soient brisés et tous les ingrédients soient bien mélangés, en grattant les côtés du robot culinaire, au besoin. NE PAS trop mélanger. Si vous travaillez en lots, transférer le mélange traité dans un bol de grande taille et mélanger les lots avec des mains propres.

3. Appuyer sur le mélange de pain de viande dans le moule à pain graissé. Cuire au four préchauffé pendant 30 minutes.

4. Pendant que le pain de viande cuit au four, mettre tous les ingrédients de la glace dans un bol de petite taille et bien mélanger.

5. Après que 30 minutes soient écoulées, retirer le pain de viande du four. Appliquer le glaçage sur le dessus du pain de viande avec une cuillère. Remettre au four et cuire au four pendant environ 20 à 25 minutes de plus.
6. Retirer du four. Laisser refroidir pendant au moins 10 minutes avant de trancher.

Remarques : Plus on laisse le pain de viande, plus ferme il devient. Si le pain de viande est trop mou à votre goût, puis laissez-le reposer pendant quelques minutes de plus. Vous pouvez également le faire une journée d'avance. Il suffit de réchauffer le jour du service.

Calories :	580 kcal
Glucides totaux :	76,2 g
Sucre :	18,4 g
Graisse totale :	15,6 g
Protéine :	22,1 g

Sodium : 480 mg

Pommes de terre au cari à la mode thaï

Temps de préparation : 15 minutes

Temps de cuisson : 15-20 minutes

Portions : 4-5

Ingrédients :

- 1 boîte (14 onces) de lait de coco, régulier
- 1 cuillère à soupe d'huile
- 1/2 tasse de coriandre hachée et mélange d'arachide
- 1 / 1/2 tasse de bouillon ou de l'eau
- 2 échalotes émincées
- 2 patates douces, pelées et coupées en cubes
- 2-3 cuillères à soupe de pâte curry
- 3-4 tasses d'épinards frais
- sauce de poisson, au goût

Instructions :

1. Si vous le servez avec du riz, ce qui est fortement recommandé, alors faire cuire le riz avant de commencer le plat.

2. Mettre l'huile dans une casserole antiadhésive et chauffer à feu moyen-élevé. Lorsque l'huile est chaude, ajouter les échalotes et sauter jusqu'à ce que ce soit parfumé et doux.

3. Ajouter les patates douces et remuer pour enrober avec l'huile. Ajouter la pâte de curry et mélanger jusqu'à bonne incorporation.

4. Ajouter le bouillon et le lait de coco, en remuant pour bien mélanger. Mijoter à feu doux pendant environ 10 à 15 minutes ou jusqu'à ce que le plat soit épaissi.

5. Incorporer les épinards et cuire jusqu'à ce qu'ils ramollissent.

6. Ajouter la moitié du mélange de coriandre-arachide, réserver le reste comme garniture.

7. Ajouter une touche de sauce de poisson dans le plat. Servir sur du riz cuit garni avec le mélange de coriandre-arachide restant.

Calories :	341 kcal
Glucides totaux :	21.6 g
Sucre :	4.9 g
Graisse totale :	27.5 g
Protéine :	7.8 g
Sodium :	63.6 mg

Parfait riz frit aux ananas

Temps de préparation : 10 minutes

Temps de cuisson : 20 minutes

Donne 4 portions

Ingrédients :

- 1 1/2 tasses d'ananas, découpé en cubes de 1 pouce, frais ou en conserve
- 1 1/2 cuillères à soupe d'huile de noix de coco
- 1 tasse de carottes pelées et coupées en dés
- 1 tasse d'oignon vert, haché
- 1/2 tasse d'oignon rouge, en dés
- 1/4 cuillère à café de flocons de piment rouge, en option
- 1-2 cuillères à soupe de sauce tamari ou de sauce de soja
- 2 cuillères à café de gingembre frais râpé

- 2-3 gousses d'ail, hachées
- 3 tasses de riz cuit, de préférence un jour d'avance

Instructions :

1. Mettre l'huile de noix de coco dans un wok ou une casserole de grande taille et chauffer à feu moyen. Lorsque l'huile est chaude, ajouter le gingembre, l'ail, l'oignon, les carottes et le piment rouge, sauter environ 7 à 9 minutes ou jusqu'à ce que les carottes soient tendres.

2. Ajouter les morceaux d'ananas et sauter pendant environ 4 à 5 minutes ou jusqu'à ce qu'ils soient légèrement brunis.

3. Ajouter le tamari, le riz cuit, et les oignons verts. Faire sauter et goûter la saveur. Ajouter une pincée de sel ou de la poudre de tamari au besoin.

4. Faire sauter pendant environ 4 à 5 minutes ou jusqu'à ce que le riz soit bien chauffé et les ingrédients soient combinés.

5. Remarques : Pour rendre ce plat plus rempli, ajouter plus de légumes, des haricots, du tofu cuit au four, ou des noix de cajou grillées. Pour les options de légumes, vous pouvez ajouter les champignons, courgettes, aubergines, haricots verts, pois, pak-choï, brocoli, poivrons, et plus encore.

Calories :	614 kcal
Glucides totaux :	126,4 g
Sucre :	8.9 g
Graisse totale :	6.2 g
Protéine :	11.5 g
Sodium :	257 mg

Une précieuse quiche aux légumes

Temps de préparation : 15 minutes

Temps de cuisson : 1 heure, 30 minutes

Portions : 8

Ingrédients :

Pour la pâte

- 3 aux pommes de terre moyennes ou grandes (environ 3 tasses au total) râpées
- 1/4 cuillère à café de sel de mer et de poivre noir
- 2 cuillères à soupe d'huile d'olive, de beurre végétalien

Pour la garniture :

- 1 tasse de brocoli, haché
- 12.3 onces de soie de tofu extra-ferme, asséché
- 3 cuillères à soupe de hummus
- 2 cuillères à soupe de levure nutritionnelle

- 3 gousses d'ail, hachées
- 1 oignon moyen, coupé en dés
- 3/4 tasse de tomates cerises, coupées en deux moitiés
- sel de mer et poivre noir, au goût

Instructions :

1. Préchauffer le four à 450F (235C). Avec un aérosol d'huile de cuisson antiadhésive, graisser légèrement un plat à tarte de 9 1/2 pouces.

2. Râper 3 tasses de pommes de terre. Mettre la pomme de terre râpée dans le moule à tarte beurré puis arroser avec l'huile d'olive. Assaisonner avec 1/4 cuillère à café de sel et 1/4 cuillère à café de poivre. Remuer pour enrober, puis étaler et presser dans le moule à tarte, en superposant de façon uniforme.

3. Cuire au four préchauffé pendant environ 22 à 27 minutes jusqu'à ce que la croûte soit dorée. Réserver.

4. Pendant que la croûte brunit, préparer l'ail et les légumes et mettre dans un plat allant au four. Bien mélanger avec une pincée généreuse de poivre et de sel et 2 cuillères à soupe d'huile d'olive. Mettre au four et laisser cuire en même temps que la croûte. Lorsque vous retirez la croûte du four, réduire la température du four à 400 ° F (205 ° C) et continuer la cuisson du mélange de légumes jusqu'à ce qu'il soit brun doré et mou, environ 20 à 30 minutes au total. Lorsque les légumes sont cuits, retirer du four et réserver.

5. Réduire la température du four à 375F (190C).

6. Mettre le tofu égoutté dans le robot culinaire. Ajouter le houmous, la levure alimentaire, 1/4 cuillère à café de sel et 1/4 cuillère à café de poivre

noir, et le travailler jusqu'à consistance homogène. Réserver.

7. Mettre les légumes grillés dans un grand bol. Ajouter le mélange de tofu et remuer jusqu'à enrobage. Transférer le mélange de légumes dans la croûte préparée, en diffusant la couche de façon égale.

8. Cuire au four à 375 ° F (190 ° C) pendant environ 30 à 40 minutes, cuire jusqu'à ce que le dessus soit bien ferme et doré. Si vous remarquez que la croûte commence à se dorer rapidement, pincer les bords croûte sans serrer avec un morceau de papier.

9. Lorsque la quiche est cuite, laisser refroidir pendant quelques minutes. Servir avec des oignons verts hachés ou des herbes fraîches.

Remarques : Conserver les restes dans un contenant fermé et garder au réfrigérateur pour un maximum de 2 jours. Lorsque vous êtes prêt à servir, réchauffer dans un four à 350 ° F (175 ° C) ou au micro-ondes.

Calories : 178 kcal

Glucides totaux : 20.1 g

Sucre : 2.8 g

Graisse totale : 8.7 g

Protéine : 7 g

Sodium : 180 mg

Lasagne pour ma boite à lunch

Préparation : 5 minutes

Temps de cuisson : 1 heure et 30 minutes

Portions : 8-10

Ingrédients :

- 10 onces de lasagnes sans gluten
- 3 gousses d'ail hachées
- 2 grosses poignées épinards
- 4 tasses de sauce marinara (32 onces)
- 1 tasse de bouillon de légumes
- 3/4 tasse de noix de cajou brutes, trempées dans l'eau pendant la nuit et égouttés
- 16 onces de champignons hachés (utiliser de nombreuses variétés)
- 1 cuillère à soupe d'aminos de noix de coco OU tamari

- 1 cuillère à café de thym séché
- pour faire revenir, utiliser de l'huile de noix de coco, du bouillon de légumes, ou de l'huile de pépins de raisin.
- En option : plus de levure

Instructions :

1. Préchauffer votre four à une température de 350 °F (175 °C).

2. Dans une poêle de grande taille, mettre l'huile, le bouillon, ou l'huile de pépins de raisin et chauffer à feu moyen. Attendre jusqu'à ce qu'un parfum s'exhale. Incorporer les champignons, le thym et le tamari. Remuer pendant 6 minutes. Attendre l'ébullition.

3. Avec un mélangeur à haute puissance, mélanger les noix de cajou et le bouillon de légumes. Il faut que la texture soit lisse, pendant environ 5 minutes. Mettre le feu moyen-bas. Laisser le

mélange mijoter, épaissir la sauce et bien mélanger. Ajouter les épinards, puis agiter à nouveau pendant une minute.

4. Faire les lasagnes après avoir créé la sauce.

5. Prendre un plat allant au four de 11x8 pouces (27.5x20 cm). Étaler un tiers de la sauce sur le fond. Mettre 1 couche de nouilles sur la sauce. Couvrir avec 1/2 de votre crème de champignons. Mettez une autre couche de nouilles et 1/3 de la sauce pour la couvrir. Incorporer le reste de la crème de champignons. Faire une couche de plus de nouilles puis couvrir avec le reste de la sauce.

6. Avec une feuille d'aluminium, couvrir les lasagnes, puis cuire au four pendant une demi-heure. Enlever la feuille. Vous pouvez ajouter de l'huile alimentaire, puis cuire au four pendant 15 minutes. Laisser refroidir environ 5 minutes avant de servir le plat.

Calories :	350 kcal
Glucides totaux :	27 g
Sucre :	3 g
Graisse totale :	17 g
Protéine :	23 g
Sodium :	570 mg

Un Burger triple-B

Préparation : 5 minutes

Temps de cuisson : 1 heure et 10 minutes

Portions : 3

Ingrédients :

- 1 paquet de tempeh (8 onces)
- 1 cuillère à soupe d'huile d'olive
- 1 tasse d'oignon jaune finement haché
- 1 tasse de noix légèrement grillées
- 1/2 tasse de farine tout usage
- 2 gousses d'ail hachées
- 1 boite de lentilles, égouttées et rincées (15 onces)
- 3 cuillères à soupe d'huile végétale
- 1 cuillère à café de basilic séché
- 1 cuillère à café de sel de mer
- 1 pincée de poivre noir fraîchement moulu

Instructions :

1. Cuire le tempeh à la vapeur pendant 20 minutes pour enlever l'amertume.

2. Couper le tempeh en 6 petites portions. Mettre dans le panier pour cuisson à la vapeur. Faire cuire pendant 20 minutes.

3. Dans une casserole pour sauté de taille moyenne, faire chauffer l'huile d'olive à feu moyen-vif. Mettre les oignons, puis faire revenir légèrement. Ils devraient paraitre un peu brunâtre.

4. Mettre l'ail et laisser cuire pendant une minute. Le mettre-dans une grande casserole pour refroidir.

5. Mettre l'ail et l'oignon refroidi dans un robot culinaire. Incorporer le tempeh, les noix, le basilic séché, les lentilles, la farine, le sel et le poivre noir. Mélanger lentement. Les noix vont se briser et créer le mélange burger de légumes.

6. Mélanger les ingrédients dans un bol avec vos mains. Goûtez le mélange et ajouter le sel et le poivre noir si nécessaire.
7. Découpez le mélange en galettes de 4 oz., Appuyez les galettes entre 2 sacs à sandwich. Façonner des galettes rondes ou d'une forme quelconque.
8. Mettre au réfrigérateur pendant la nuit.
9. Chauffer l'huile végétale à feu moyen-élevé. Faire cuire 3 galettes pendant 4 minutes de chaque côté.
10. Garnir avec l'oignon rouge, la tomate et la laitue. Servir.

Calories : 454 kcal

Glucides totaux : 22 g

Sucre : 7 g

Graisse totale : 22 g

Protéine : 25 g

Sodium : 1175 mg

Un plat enchanteur d'enchilada

Temps de préparation : 15 minutes

Temps de cuisson : 5 minutes

Donne 4 portions

Ingrédients :

- 1 avocat moyen
- 1/2 tasse de haricots noirs, en conserve
- 1/2 tasse de carotte hachée
- 1/2 tasse de coriandre
- 1/2 tasse de maïs, en conserve
- 1/2 tasse d'edamame décortiquées
- 1/2 tasse de sauce enchilada vert
- 1/2 tasse de poivron rouge
- 1/2 tasse de tomate rouge, haché ou coupé en tranches

- 1/2 tasse de champignons blancs, tranchés ou en morceaux
- 2 gousses d'ail
- 2 tiges d'oignon vert
- 6 tortillas de maïs moyennes

Instructions :

1. Mettre les carottes, les champignons, les oignons verts, et l'ail dans un robot culinaire et mélanger jusqu'à ce qu'ils soient combinés et que le mélange soit légèrement épais.
2. Graisser une poêle avec de l'huile. Mettre le mélange de carottes dans la poele. Ajouter la tomate, les haricots noirs, le maïs, l'edamame, et le poivron et sauter jusqu'à ce qu'ils soient cuits et chauffés à fond.

3. Disposer les tortillas de maïs sur une plaque à pâtisserie. Diviser le mélange de carottes entre les tortillas de maïs. Arroser de sauce enchilada verte et garnir de fromage végétalien.

4. Cuire dans un four préchauffé à 375 ° F (190 ° C) pendant environ 5 minutes ou jusqu'à ce que le fromage végétarien soit fondu.

5. Garnir avec des tranches d'avocat et de la coriandre. Servir encore chaud.

6. Remarques : Pour une version classique, il faut diviser le mélange de carottes dans des tortillas de blé entier, rouler et mettre dans un plat allant au four. Arroser de sauce enchilada et garnir avec le fromage végétalien. Cuire dans un four préchauffé à 375 ° F pendant environ 5 à 7 minutes ou jusqu'à ce que le fromage végétalien soit fondu. Garnir avec des tranches d'avocat et de la coriandre. Servir encore chaud.

Calories :	555 kcal
Glucides totaux :	48,2 g
Sucre :	4.1 g
Graisse totale :	36,1 g
Protéine :	13.8 g
Sodium :	238 mg

Tofu savoureux

Temps de préparation : 15 minutes

Temps de cuisson : 15 minutes

Donne 4 portions

Ingrédients :

- 1 livre de tofu, ferme ou extra ferme, égoutté et pressé
- 1/2 tasse de quinoa cuit
- bouteille de votre sauce barbecue sain, épais préféré ou votre sauce préférée

Instructions :

1. Préchauffer le four à 425F (220C).
2. Tapisser une plaque de cuisson avec un tapis de silicone ou du papier parchemin. Mettre un fil sur le dessus de la natte ou du papier.
3. Couper le tofu pressé en morceaux de taille de pépitse de poulet, d'environ 1/4-pouce d'épaisseur

chacune. Travailler 1 pièce à la fois, tremper les pépites de tofu dans la sauce barbecue et couvrir généreusement avec le quinoa cuit. Mettre les pépites de tofu enduits sur la grille. Continuer jusqu'à ce que tous les morceaux de tofu soient recouverts. Cette étape peut faire un per de dégâts et il faudra peut-être préparer un peu de quinoa supplémentaire pour enrober chaque morceau.

4. Faire cuire au four pendant environ 15 à 20 minutes, ou jusqu'à ce que le revêtement de quinoa soit croustillant et doré.

5. Servir avec la sauce barbecue si on le souhaite.

Calories : 181 kcal

Glucides totaux : 38,6 g

Sucre : 16.9 g

Graisse totale : 8.1 g

Protéine : 14.2 g

Sodium : 710 mg

Emballage de légumes merveille

Temps de préparation : 20 minutes

Temps de cuisson : 0 minutes

Donne 2 portions d'emballage

Ingrédients :

- 4 feuilles de collard de grande taille
- 2-3 onces de germes de luzerne
- 1/2 cuillère à café de gingembre, râpé
- 1/2 cuillère à café d'ail, haché
- 1/2 citron vert
- 1 cuillère à café d'huile d'olive extra-vierge
- 1 cuillère à soupe de tamari, OU d'aminos de noix de coco
- 1 poivron rouge
- 1 tasse de pacanes crues
- 1 avocat

Instructions :

1. Laver les feuilles de collard. Coupez les tiges en bas des feuilles, la partie qui ne comporte pas de feuilles. Mettre les feuilles dans un mélange d'eau tiède et le jus de 1/2 citron. Laisser tremper pendant 10 minutes. Lorsque les 10 minutes sont écoulées, sécher les feuilles en utilisant des serviettes en papier. Avec un couteau, trancher finement les tiges vers le bas central pour rendre les feuilles plus faciles à plier plus tard pour l'emballage.

2. Couper le poivron et l'avocat.

3. Mettre les pacanes dans un robot culinaire. Ajouter l'huile d'olive, l'ail, le gingembre et le tamari. Travailler jusqu'à ce que les ingrédients soient combinés et agglutinés.

4. Dans chaque feuille de collard, mettre une couche de mélange de noix, de tranches d'avocat, et les

tranches de poivron rouge. Arroser de jus de citron vert, puis couvrir avec les germes de luzerne. Plier la feuille sur le fond et le dessus, puis envelopper les côtés. Couper chaque enveloppe de collard en deux moitiés. Servir.

Calories :	666 kcal
Glucides totaux :	25,1 g
Sucre :	6.1g
Graisse totale :	60,4 g
Protéine :	6.1 g
Sodium :	514 mg

Chapitre 6 : Approfondir les dîners à base de plantes

Lorsque la journée est finie, c'est agréable de se détendre et se relaxer avec des recettes de dîners à base de plantes-copieuses et rassasiantes. Voici les 10 plats qui compléteront votre journée.

Nouilles vietnamiennes pour l'âme

Temps de préparation : 15 minutes

Temps de cuisson : 35-40 minutes

Donne 4 portions

Ingrédients :

- 1 gros oignon, pelé et en quartiers
- 1 anis étoilé
- 1 cuillère à soupe d'aminos de noix de coco
- 1 morceau de 1 pouce de gingembre, pelé et coupé en deux

- 2 bâtons de cannelle
- 2 gousses d'ail, écrasées
- 2 cuillères à soupe de sauce de poisson
- 3 courgettes de grande taille
- 3 clous de girofle
- 4 œufs de grande taille
- 8 tasses de bouillon de légumes
- Sel au goût
- Pour la garniture :
- 1 tasse de germes de soja
- 1-2 citrons verts, en tranches
- 2 oignons verts, hachés
- coriandre
- feuilles de menthe
- flocons de piment rouge

Instructions :

1. Avec la face de coupe orientée vers le bas, mettre le gingembre et l'oignon dans une poêle à feu moyen-élevé. Faire cuire le gingembre pendant environ 3-4 minutes et l'oignon pendant environ 5 minutes, en les retournant à mi-chemin du temps de cuisson. Transferer de l'oignon cuit et le gingembre dans un faitout.

2. Mettre le bâton de cannelle, l'anis étoilé, l'ail et le clou de girofle dans la poêle. Remuer pendant environ 30 secondes à feu moyen-vif jusqu'à ce que les épices sont parfumées. Baissez le feu. Transférer les épices dans un faitout.

3. Ajouter le bouillon de légumes dans la casserole et porter à ébullition. Lorsque le bouillon bout, réduire le feu pour laisser mijoter. Ajouter les aminos de noix de coco, la sauce de poisson, et environ 1 cuillère à soupe de sel, couvrir et laisser

mijoter pendant environ 30 minutes. Il ne devrait pas y avoir de bulles d'ébullition,

4. Pendant que le bouillon mijote, laver les courgettes, puis coupez les extrémités. En utilisant la lame C d'un spiraliseur, couper les courgettes en nouilles en spirales. Si on ne dispose pas de spiraliseur, utiliser un couteau éplucheur pour peler le long des côtés des courgettes, en fabricant de pièces comme des fettucine. On peut également utiliser un couteau pour découper des bandes sur les courgettes jusqu'à atteindre le noyau, puis couper les courgettes en morceaux longs et minces. Couper les courgettes en morceaux de nouilles plus courtes avec des ciseaux de cuisine si on veut pour les rendre plus faciles à gérer.

5. Diviser les nouilles entre 3-4 bols.

6. Quand le bouillon est prêt, enlever les épices avec une passoire et retourner le bouillon dans la

casserole. Goûtez le bouillon et ajouter plus de sel si nécessaire.

7. Remplir chaque bol contenant des nouilles de courgettes avec le bouillon. Garnir de coriandre, de menthe, de germes de soja, de la lime, et des flocons de piment rouge. Gicler environ 1 cuillère à soupe de jus de lime dans les nouilles.

Calories :   252 kcal

Glucides totaux :   24.6 g

Sucre :   8.5 g

Graisse totale :   9 g

Protéine :   22.5 g

Sodium :   2369 mg

Pizza faite sans effort

Préparation : 5 minutes

Temps de cuisson : 25 minutes

Donne 4 portions

Ingrédients :

- 1 tasse d'eau
- 1 cuillère à soupe d'huile d'olive
- 1/2 tasse de marinara, ou de la sauce à pizza
- 1/2 tasse de fromage mozzarella végétalien
- 2 tasses de farine de pois chiches
- 2 cuillères à café d'huile d'olive
- pincée de sel
- 1 poignée de chou frisé déchiqueté

Instructions :

1. Préchauffer le four à 375F (190C). Tapisser un moule à pâtisserie de papier parchemin.

2. Mettre la farine dans un bol de taille moyenne. Ajouter l'eau, le sel et 2 cuillères à café d'huile d'olive et remuer pour bien mélanger.

3. Etaler la pâte dans une grande croûte de pizza de 1 /4 pouces d'épaisseur ou 4 petites croûtes de pizza de 1/4-pouce d'épaisseur. Placez la croûte dans le moule préparé.

4. Faire cuire au four pendant environ 15 à 20 minutes ou jusqu'à ce que les bords soient légèrement croustillants.

5. Pendant que la croûte cuit, mélanger le chou frisé avec 1 cuillère à soupe d'huile d'olive.

6. Lorsque la croûte est cuite, retirer du four. Retourner à l'envers sur la plaque de cuisson le

papier parchemin et la croûte. Retirer doucement la feuille de cuisson de la croûte.

7. Étendre la sauce sur la croûte. Mettre une couche de chou frisé sur la sauce, puis saupoudrer de fromage végétalien.

8. Faire cuire au four pendant environ 5 à 7 minutes. Trancher et amusez-vous !

Calories : 480 kcal

Glucides totaux : 67,8 g

Sucre : 13,5 g

Graisse totale : 15.2 g

Protéine : 21.1 g

Sodium : 256 mg

Le créateur de tentation du cordonnier

Temps de préparation : 10 minutes

Temps de cuisson : 45 minutes

Portions : 6

Ingrédients :

- 1 tasse de flocons d'avoine
- 1/2 tasse de noix de pécan grossièrement hachées
- 1/4 tasse de farine tout usage, OU 1/4 tasse supplémentaires de farine d'amande
- 1/4 tasse de farine d'amande
- 2 cuillères à soupe en sachet de sucre léger Muscovado ou de sucre brun
- 2 cuillères à soupe de sucre de noix de coco, OU plus de sucre brun

- 4 cuillères à soupe d'huile d'olive OU de l'huile de noix de coco, ET un peu plus pour enduire la casserole
- 7-8 pêches mûres, coupées en deux, dénoyautées et hachées
- un peu de cerises dénoyautées, hachées
- pincée de sel de mer

Instructions :

1. Préchauffer le four à 350 ° F (175 ° C). Graisser légèrement un plat de cuisson carré de 8 pouces avec l'huile d'olive.
2. Mettre les fruits hachés dans le plat où ils sont hachés, puis les étaler en couche uniforme dans le plat.
3. Mettre le reste des ingrédients dans un bol, y compris 4 cuillères à soupe d'huile d'olive. En

utilisant une cuillère en bois ou les mains propres, mélanger jusqu'à consistance homogène.

4. Mettre le mélange crumble sur le dessus de la couche de fruits, la répartissant en une couche uniforme.

5. Faire cuire au four pendant environ 40 à 45 minutes ou jusqu'à ce que le dessus soit doré et croustillant, et que le fruit soit en ébullition.

6. Servir tel quel ou avec votre crème glacée à base de plantes préférée.

7. Conserver les restes dans le réfrigérateur jusqu'à 2 à 3 jours.

Calories :	288 kcal
Glucides totaux :	33 g
Sucre :	17 g
Graisse totale :	16.7 g

Protéine :   5 g

Sodium :   3 mg

Casserole à base de plantes

Temps de préparation : 20 minutes

Temps de cuisson : 1 heure, 15 minutes

Portions : 4-6

Ingrédients :

- 10 onces de super tofu biologique ferme ou extra-ferme, coupé en cubes
- 12 onces de mélange de carottes, de pois mange-tout et de brocolis, OR 1 sac (12 onces) légumes pour sauter
- 3 tasses de riz cuit, ou de riz de chou-fleur cuit ou quinoa
- 8 onces de tempeh, en cubes

Pour la sauce teriyaki :

- 1/2 cuillère à café de poudre d'ail, OU 1 gousse d'ail, hachée

- 1/2 cuillère à café de gingembre moulu, OU 1 cuillère à café fraîchement râpé
- 1/4 tasse de sirop d'érable pur, OU de sucre de canne pur OU de sucre de noix de coco
- 2 cuillères à soupe de fécule de maïs OU 3 cuillères à soupe de farine de tapioca PLUS une quantité égale d'eau
- 3/4 tasse de tamari, OU d'aminos de noix de coco, ou de la sauce de soja à faible teneur en sodium
- 3/4 tasse d'eau

Instructions :

1. Préchauffer le four à 400F (205 F).
2. Vider le tofu et le mettre dans une serviette propre pliée. Mettre une casserole à fond épais sur le dessus de la serviette pour faire sortir le liquide en excès pendant 10 minutes. On peut sauter cette étape si on utilise du tofu très ferme.

3. Une fois le tofu essoré, couper en cubes de 1 po 3/4. Couper le tempeh en cubes de 1 pouce 3/4 de aussi.

4. Mettre l'ail, le gingembre, le sirop d'érable, l'eau et le tamari dans une casserole de petite taille. Bien mélanger et porter le mélange à ébullition. Lorsque le mélange bout, réduire le feu et laisser cuire pendant 1 minute. Ajouter 1-2 cuillères à soupe de plus de sirop d'érable si on veut une sauce plus douce.

5. Mettre la fécule de maïs et l'eau dans un bol de petite taille et mélanger jusqu'à ce que le mélange soit lisse. Verser la pâte de fécule de maïs dans la casserole et faire cuire pendant environ 1 minute ou jusqu'à ce que la sauce soit épaisse. Retirer la casserole du feu et réserver.

6. Mettre le tempeh et le tofu dans un bol de taille moyenne. Ajouter environ 3 / 4 de tasse de la

sauce teriyaki et mélanger délicatement pour bien enrober.

7. Tapisser une plaque à pâtisserie de papier parchemin ou de Silpat. Étaler le tempeh et le tofu sur la plaque de cuisson, les étaler uniformément. Mettre la plaque de cuisson sur la grille du milieu du four et cuire au four pendant 40 minutes.

8. Lorsque les 40 minutes sont écoulées, réduire la température du four à 350 ° F ((175 ° C).

9. Faire cuire le riz en suivant les directives de l'emballage.

10. Cuire à la vapeur les légumes dans un récipient à vapeur en bambou ou quelle que soit la méthode préférée.

11. Mettre le riz cuit, les légumes cuits à la vapeur, et le tempeh-et le tofu cuits au four dans un plat allant au four. Ajouter de la sauce teriyaki, en laissant une petite quantité de la sauce pour servir.

Remuer jusqu'à ce que les ingrédients soient bien enrobés avec la sauce teriyaki.

12. Mettre le plat au four et cuire au four pendant environ 10 à 15 minutes ou jusqu'à ce que ce soit chaud.

13. Diviser la casserole entre 4 à 6 bols. Bruiner chaque portion de la sauce réservée.

Remarques : Si on ne peut trouver du tempeh, alors utiliser 1 bloc entier (14 onces) de tofu à la place. Si on souhaite utiliser uniquement du tempeh dans votre casserole, puis utilisez 2 paquets (8 onces chacun). On peut également remplacer l'un des ingrédients végétaux avec le poivron rouge ou le pois de printemps ou tout autre légume préféré.

Calories : 839 kcal

Glucides totaux : 146,1 g

Sucre : 12,9 g

Graisse totale :   11,8 g

Protéine :   36,4 g

Sodium :   3222 mg

Ragoût surprenant

Temps de préparation : 15 minutes

Temps de cuisson : 30 minutes

Portions : 8 tasses

Ingrédients :

- 1 1/2 pois chiches tasses, cuits
- 1 tasse de lentilles brunes, trempées pendant quelques heures à l'avance
- 1 tasse de carotte en jetons de la taille de pièces de monnaie
- 28 onces liquides de tomates en boîte en dés
- 2 cuillères à café d'huile d'olive extra-vierge
- 2 gousses d'ail moyennes, hachées
- 2 tasses de courgettes, coupées en dés
- 2 tasses d'eau
- 2 tasses de chou frisé légèrement tassé, égrappé
- 1/2 oignon blanc

- 1 cuillère à café de persil
- 1 cuillère à café d'origan
- 1 cuillère à café de basilic séché
- 1 cuillère à soupe de sauge fraîche, hachée
- Sel et poivre noir, au goût

Instructions :

1. Mettre l'huile d'olive dans une casserole et faire chauffer à feu moyen ou élevé pendant environ 1 minute. Ajouter l'oignon, l'ail, les carottes et sauter pendant environ 2 minutes ou jusqu'à ce que les oignons commencent à devenir translucides.

2. Ajouter les pois chiches, les courgettes, les tomates, les lentilles, les herbes séchées et de l'eau. Bien mélanger et porter à ébullition. Lorsque le mélange bout, couvrir la casserole et faire mijoter pendant 20 minutes.

3. Lorsque les 20 minutes sont écoulées, retirer le pot du feu et retirer le couvercle. Incorporer le chou frisé et la sauge.

4. Couvrir à nouveau avec le couvercle et laisser le chou frisé cuire pendant environ 5 à 10 minutes dans la chaleur résiduelle jusqu'à ce qu'il ramollisse.

5. Assaisonner au goût avec le sel et le poivre noir.

Remarques : Si on utilise des pois chiches non cuits, les faire tremper une nuit dans l'eau, rincer et faire cuire dans une casserole pendant environ 30 minutes avant la cuisson du ragoût.

Calories :	259 kcal
Glucides totaux :	44,5 g
Sucre :	8.6 g
Graisse totale :	3.7 g
Protéine :	14.6 g

Sodium : 42 mg

Un régal de tempeh

Temps de préparation : 35 minutes

Temps de cuisson : 10-20 minutes

Portions : 4-6

Ingrédients :

- 1 avocat, pelé, dénoyauté et tranché
- 1 tasse de petits légumes
- 1 livre de tempeh, coupé en carrés galettes
- 1 cuillère à soupe d'huile d'olive, extra vierge
- 1 oignon jaune, pelées, coupées en deux et en tranches
- 1/3 tasse de sauce barbecue

Instructions :

1. Mettre les galettes de tempeh dans un plat peu profond. Verser la sauce barbecue sur les galettes, les recouvrir puis tourner les galettes pour bien enrober chaque côté avec la sauce. Réserver.

2. Recouvrir le fond d'une poêle à sauter avec l'huile d'olive et faire chauffer à feu moyen ou élevé Lorsque l'huile est chaude, ajouter l'oignon et faire revenir pendant environ 30 minutes ou jusqu'à caramélisation. Retirer du feu et réserver.
3. Graisser une grille avec de l'aérosol de cuisson, puis chauffer à feu moyen-élevé. Vous pouvez préchauffez le four à 400F (200C).
4. Retirez le tempeh du plat et mettre sur le gril ou cuire au four dans le plat peu profond.
5. Si cuisson au grill, faire cuire pendant environ 10 minutes ou jusqu'à ce que les marques de grill sombres apparaissent sur les galettes, les retournant une fois pendant le temps de cuisson.
6. Si cuisson au four, laisser cuire pendant 20 minutes, en retournant les galettes une fois.
7. Placez le tempeh grillé ou cuit au four sur des assiettes de service. Placer les tranches d'avocat

sur le dessus des galettes de tempeh. Garnir avec les petits légumes et les oignons caramélisés.

8. Servir avec de la sauce barbecue comme souhaité. Savourer !

Calories :	394 kcal
Glucides totaux :	25,2 g
Sucre :	6.9 g
Graisse totale :	25,7 g
Protéine :	22,3 g
Sodium :	248 mg

Oh mon pilaf au boulgour !

Temps de préparation : 10 minutes

Temps de cuisson : 30 minutes

Donne 2 portions

Ingrédients :

- 1 cuillère à soupe d'ail, haché finement
- 1 tasse de boulgour
- 1/2 cuillère à café de sel
- 1/3 tasse de dates dénoyautées, hachées
- 12 tasses de feuilles de moutarde, en fines tranches, (environ 1 bouquet), retirer les tiges dures
- 2 échalotes, hachées
- 2 cuillères à soupe de noix hachées
- 2-3 cuillères à soupe d'eau
- 6 cuillères à café d'huile, OU de l'huile d'olive extra-vierge, divisée
- 4 cuillères à café de vinaigre de vin blanc

Instructions :

1. Préparer le boulgour en suivant les instructions du paquet. Transferer dans une passoire, rincer à l'eau courante froide et égoutter.

2. Faire griller les noix dans une poêle sèche de petite taille à feu moyen pendant environ 2 à 3 minutes ou jusqu'à ce qu'elles soient légèrement dorées et parfumées, en remuant fréquemment. Retirer du feu et réserver.

3. Mettre 5 cuillères à café d'huile dans une poêle de grande taille et chauffer à feu moyen-faible ou élevé. Lorsque l'huile est chaude, ajouter les échalotes et faire revenir pendant environ 4-6 minutes ou jusqu'à ce qu'elles commencent à dorer. Ajouter l'ail et faire revenir, en brassant souvent, pendant environ 15 secondes ou jusqu'à ce que ce soit parfumé.

4. Ajouter les dates, les feuilles de moutarde, et 2 cuillères à soupe d'eau. Faire cuire pendant environ 4 minutes ou jusqu'à ce que l'eau s'évapore et que les feuilles de moutarde soient molles, en remuant de temps en temps. Ajouter 1 cuillère à soupe d'eau si la poêle devient sèche avant que les feuilles de moutarde soient tendres. Ajouter le vinaigre et le sel. Ajouter le boulgour et remuer pendant environ 1 minute ou jusqu'à ce que ce soit bien chaud.

5. Arroser d'1 cuillère à café d'huile de noix, puis saupoudrer les noix grillées sur le plat. Servir.

Calories :	196 kcal
Glucides totaux :	31 g
Sucre :	7 g
Graisse totale :	7 g

Protéine : 7 g

Sodium : 222 mg

Patates douces et chou frisé de l'Afrique

Temps de préparation : 15 minutes

Temps de cuisson : 55 minutes

Portions : 6

Ingrédients :

- 3-4 petites patates douces
- 1/4 tasse de pignons de pin
- 1 tasse de riz sauvage
- 1 botte chou frisé
- poudre de chili
- cumin
- moutarde moulue
- sel et poivre noir, au goût

Instructions :

1. Couper les patates douces en cubes et mettre dans un plat allant au four recouvert de papier parchemin. Mélanger et enduire légèrement avec de l'huile d'olive. Répartir les cubes de patates douces uniformément dans le plat de cuisson.

2. Cuire dans un four préchauffé à 400 ° F (200 ° C) pendant environ 30 à 40 minutes ou jusqu'à tendreté.

3. Pendant ce temps, faire cuire le riz sauvage selon les directives de l'emballage.

4. Lorsque et les cubes de patate douce et le riz sont cuits, griller les pignons de pin dans une poêle à feu moyen chaud pendant environ 5 à 10 minutes.

5. Couper le chou frisé en morceaux grossiers.

6. Mettre le riz, les cubes de pommes de terre douces, le chou frisé et les pignons de pin dans un grand

bol. Remuer pour incorporer et puis assaisonner avec les épices au goût.

7. Servir encore chaud. Savourer !

Calories : 234 kcal

Glucides totaux : 45 g

Sucre : 5.5 g

Graisse totale : 4.2 g

Protéine : 6.7 g

Sodium : 42 mg

Plat de pâtes nutritif

Préparation : 5 minutes

Temps de cuisson : 25 minutes

Portions : 3

Ingrédients :

Pour les pois chiches grillés :

- 1 boîte de pois chiches
- 1 cuillère à soupe d'huile d'olive extra-vierge
- 1/2 cuillère à café de poudre d'ail
- Sel et poivre noir, au goût

Pour les nouilles de légumes :

- 2 zucchinis
- 2 cuillères à soupe de votre pesto favori
- 1 cuillère à café d'ail, hachée
- 1 cuillère à soupe d'huile d'olive extra-vierge
- 1 cuillère à soupe d'eau

- 1 patate douce de taille moyenne, ou 1/2 patate douce de grande dimension

Instructions :

1. Préchauffer le four à 425F (220C).
2. Égoutter et rincer les pois chiches et, si on le désire, les peler. Mettre les pois chiches rincés dans un bol. Ajouter l'assaisonnement et l'huile d'olive. Remuer pour enrober uniformément. Répartir les pois chiches sur une plaque de cuisson et cuire au four préchauffé pendant 25 minutes, en retournant les pois à la moitié du temps de cuisson.
3. Pendant que les pois chiches sont à torréfier. Couper la courgette et la pomme de terre en nouilles en spirales à l'aide de la lame C d'un spiraliseur. Si on ne dispose pas d'un spiraliseur, utilise un couteau éplucheur pour peler le long des

côtés des courgettes et pommes de terre, et faire des morceaux comme des fettucine. On peut également utiliser un couteau pour découper des bandes sur les courgettes jusqu'à ce que vous atteigniez le noyau, puis coupez les courgettes en morceaux longs et minces. Mettre les nouilles de courgettes dans des bols séparés.

4. Quand il reste seulement 10 minutes du temps de torréfaction des pois chiches, mettre une poêle sur un feu moyen ou élevé. Lorsque la poêle est chaude, ajouter l'huile d'olive, l'ail, l'eau et les nouilles de patate douce. Couvrir la poêle et laisser cuire pendant environ 5 minutes, en remuant les nouilles à quelques reprises.

5. Ajouter les nouilles de courgettes, bien mélanger et laisser cuire pendant 3 minutes. Retirer la casserole du feu. Incorporer le pesto jusqu'à ce qu'elles soient bien enrobées.

6. Partager les nouilles de légumes entre 3 bols. Répartissez les pois chiches grillés entre les bols, les garnissant sur les nouilles de légumes.

Calories :   367 kcal

Glucides totaux :   47 g

Sucre :   10 g

Graisse totale :   17 g

Protéine :   dix g

Sodium :   435 g

Le meilleur sushi au riz brun

Temps de préparation : 30 minutes

Temps de cuisson : 25 minutes

Portions : 3-4

Ingrédients :

Pour le sushi :

- 1 tasse de germes de luzerne
- 1 tasse de carottes en tranches minces
- 1 tasse de concombre émincé
- 1 poivron rouge, rôti ou frais, coupé,
- 4 feuilles de nori (algues séchées)

Pour le riz :

- 1 2/3 tasses d'eau
- 1 tasse de riz brun à grains courts, rincé
- 1/2 cuillère à café de sel de mer
- 2 cuillères à soupe de sucre de canne biologique

- 3 cuillères à soupe de vinaigre de vin de riz

Pour servir (facultatif) :

- gingembre mariné
- graines de sésame
- tamari ou sauce de soja
- wasabi

Instructions :

1. Verser l'eau dans une casserole de taille moyenne et faire bouillir. Lorsque l'eau bout, ajouter le riz brun, remuer pour répartir et réduire la flamme à feu doux. Couvrir la casserole et laisser mijoter pendant environ 18 à 25 minutes, ou jusqu'à ce que le riz absorbe complètement l'eau et soit tendre. Égoutter l'excès d'eau au besoin.
2. Pendant que le riz cuit, mettre le sel, le sucre et le vinaigre dans une casserole de petite taille.

Chauffer à feu moyen en remuant de temps en temps jusqu'à ce que le sel et le sucre soient dissous. Mettre dans un plat ou un bocal et réfrigérer pour refroidir jusqu'à ce que le riz soit cuit.

3. Lorsque le riz brun est cuit, baissez le feu. Ajouter le vinaigre et réfrigérer à l'aide d'une fourchette ou d'une spatule en caoutchouc, remuer pour incorporer, en veillant à ne pas trop mélanger. Le mélange sera humide au début, mais le mélange s'assèchera parce que la chaleur est libérée pendant qu'on remue. Une fois que le mélange est complètement sec et collant, il est prêt.

4. Pendant que le riz est la fin de cuisson, préparer les légumes en les coupant en morceaux très minces. On ne sera pas en mesure de rouler le sushi si les légumes sont trop volumineux.

5. Placer une feuille de nori sur un tapis de sushi. Tremper les mains dans l'eau. Tapoter une couvche très mince de riz sur la feuille de nori, en veillant à ce que la couche ne soit pas trop épaisse ou on ne sera pas en mesure de rouler le sushi. Laissez environ 1/2 pouce sur le dessus du nori sans riz.

6. Sur les 3/4 inférieurs de la couche de riz, poser les légumes ou la garniture préférée de manière longitudinale à travers le riz.

7. En commençant par le côté avec le remplissage, et du bout des doigts, rouler la nori avec du riz. Une fois que le remplissage est recouvert par la nori et le riz, maintenir le tapis et le rouler sur le moule pour comprimer. Continuer à rouler et jusqu'à ce que le sushi soit complètement roulé. Répéter jusqu'à ce que tout le riz et les garnitures sont

utilisés, ce qui prend environ 5 à 6 rouleaux. Couper chaque rouleau en 6 parts égales.

8. Servir immédiatement avec le wasabi, le tamari et le gingembre mariné.

9. Ce plat est meilleur quand il est fraîchement préparé, mais on peut stocker les restes dans un récipient avec un couvercle et les conserver au réfrigérateur jusqu'à 2 jours.

Calories :	438 kcal
Glucides totaux :	60,3 g
Sucre :	8.4 g
Graisse totale :	1.9 g
Protéine :	7.5 g
Sodium :	353 mg

Chapitre 7 : Douces trouvailles de collations

Lorsque vous avez besoin de quoi vous requinquer en milieu de la journée, ces délicieuses collations à base de plantes vont sûrement vous dynamiser.

Bouchées de burrito

Temps de préparation : 15 minutes

Temps de cuisson : 5 minutes

Portions : 6

Ingrédients :

- 1 1/2 tasse de haricots noirs cuits ou en conserve
- 1 avocat, coupé en tranches
- 1 à 1/2 tasse de sauce enchilada
- 1 à 1 1/2 tasses de riz brun cuit

- 6 tortillas de farine, pour burritos

- 6 poignées de feuilles vertes

Instructions :

1. Mettre le riz, les haricots noirs, et la sauce enchilada dans une poêle antiadhésive. Bien mélanger et faire chauffer à feu très doux. Vérifiez le sel, en ajoutant au besoin.

2. Pendant que le mélange de riz cuit, chauffer les tortillas.

3. Lorsque les tortillas et le mélange de riz sont chauds, mettre une cuillère à soupe 1-2 du mélange de riz sur chaque tortilla. Garnir avec l'avocat et les feuilles.

4. Pour replier les burritos, plier d'abord les deux côtés vers le centre, puis en partant du bas, les

rouler, rouler jusqu'à ce qu'ils soient complètement enroulés.

5. Envelopper chaque burrito avec du papier aluminium ou parchemin si vous les emmenez avec vous.

Remarques : Vous pouvez également ajouter le fromage végétalien, tomate, fromage à la crème végétalien, et la coriandre à la garniture.

Calories :	476 kcal
Glucides totaux :	84 g
Sucre :	4.3 g
Graisse totale :	9.1 g
Protéine :	18.2 g
Sodium :	51 mg

Houmous santé

Temps de préparation : 15 minutes

Temps de cuisson : 0 minutes

Donne 4 portions

Ingrédients :

- 2 boîtes (15 onces) pois chiches
- 1/2 cuillère à café de paprika
- 1/2 cuillère à café de cumin
- 1/2 tasse de jus de citron
- 2 gousses d'ail écrasées
- 2 cuillères à soupe de persil frais haché
- 4 cuillères à café d'huile d'olive
- Sel, au goût

Instructions :

1. Egoutter les pois, en réservant 1/2 tasse de liquide de la boîte et réserver 1/4 tasse de pois chiches.

2. Mettre le reste des pois chiches dans un robot culinaire ou au mélangeur. Ajouter le jus de citron

et travailler ou mélanger jusqu'à ce que le mélange soit réduit en purée.

3. Ajouter le sel, le cumin, le paprika, le persil, l'ail et l'huile d'olive et travailler ou mélanger à nouveau, en ajoutant le liquide de pois réservé, lentement jusqu'à obtention de la consistance préférée. Transférer le mélange de purée dans un bol et mélanger les pois réservés.

4. Réfrigérer pendant 2 heures. Servir avec quelques grains entiers, le persil, les légumes, le pain, et des frites ou du pain pita, ou tout ce que vous désirez trempr.

Calories :	826 kcal
Glucides totaux :	130,5 g
Sucre :	23.5 g
Graisse totale :	17,9 g
Protéine :	41,5 g

Sodium :   98 mg

Quesadilla aux fruits

Temps de préparation : 10 minutes

Temps de cuisson : 4 minutes

Portions : 2-4

Ingrédients :

- 1 banane, en tranches minces
- 1 cuillère à soupe de sirop d'érable
- 1/2 tasse de pommes émincées
- 10-12 raisins
- 2 cuillères à soupe de crème de noix de coco
- 2 tortillas de farine de blé entier
- 4 cuillères à soupe de beurre d'arachide

Instructions :

1. Étaler le beurre d'arachide sur 1 tortilla. Mettre les tranches de bananes, les raisins et les tranches de pomme sur la couche de beurre d'arachide.

2. Mélanger la crème de noix de coco et le sirop d'érable. Arrosez le mélange sur les couches de fruits et de beurre d'arachide.

3. Faire chauffer une poêle à feu moyen-vif et graisser avec un aérosol de cuisson. Ajouter le quesadilla et faites cuire de chaque côté pendant environ 2 minutes ou jusqu'à ce que ce soit brun doré, en basculant avec soin la quesadilla.

4. Couvrir avec l'autre tortilla. Appuyez fermement et puis couper les quesadillas en quartiers.

Calories : 239 kcal

Glucides totaux : 31.5 g

Sucre : 13.7 g

Graisse totale : 11.3 g

Protéine : 6.6 g

Sodium : 266 mg

Légumes farcis à adorer

Temps de préparation : 10 minutes

Temps de cuisson : 20 minutes

Portions : 6

Ingrédients :

- 1 boîte (4-oz) de piments verts, en option
- 1 cuillère à café de cumin
- 1/2 tasse de chips de tortilla grillées écrasées ou flocons de poivre rouge, pour la garniture, en option
- 1/2 oignon jaune ou blanc, en dés
- 10 jalapeños, coupés en deux, égrainées, sans les tiges
- 2 gousses d'ail, hachées
- 2 cuillères à soupe de levure nutritionnelle

- 3/4 tasse de noix de cajou brutes, trempées dans l'eau pendant 4-6 heures ou toute la nuit, égouttés
- 3/4 tasse de bouillon de légumes
- Huile d'olive

Instructions :

1. Préchauffer le four à 400F (200C).
2. Couper les jalapenos en deux moitiés longitudinales, enlever les sommets, puis pulvériser ou passer à la brosse avec un peu d'huile d'olive. Les disposer sur une rangée avec le côté coupé sur le dessus.
3. Si on utilise des chips de tortilla écrasées, les asperger d'huile d'olive, puis les cuire au four pendant environ 7 à 10 minutes ou jusqu'à ce qu'elles soient dorées.
4. Graisser une casserole de petite taille avec de l'huile d'olive et chauffer à feu moyen. Ajouter l'ail

et l'oignon et faire revenir pendant environ 5 minutes ou jusqu'à ce que ce soit parfumé et juste amolli. Réserver.

5. Mettre les noix de cajou, les piments verts, le bouillon de légumes, le cumin, la levure alimentaire, l'oignon et l'ail dans un mélangeur et mélanger jusqu'à consistance lisse et crémeuse.

6. Insérer le mélange de noix de cajou dans les moitiés de jalapeno avec un tuyau ou une cuillère, en les remplissant généreusement. Réservez le reste de la garniture comme trempette ou pour des nachos.

7. Couvrir la garniture avec les chips de tortilla toastées écrasées, en cas d'utilisation. Faire cuire au four pendant environ 15 minutes ou jusqu'à ce que la couleur de la garniture se soit assombrie et les jalapenos sont mous.

8. Mettre la casserole sur la grille supérieure. Griller pendant 1-2 minutes pour intensifier la saveur et la couleur.

9. Servir immédiatement, saupoudrer de flocons de piment rouge si désiré.

10. Notes : Mettre les restes dans des contenants couverts pour le conserver au réfrigérateur quelques jours. Au moment de servir, réchauffer dans un four préchauffé à 350 ° F ou micro-ondes jusqu'à réchauffé.

Calories :	68 kcal
Glucides totaux :	8 g
Sucre :	3 g
Graisse totale :	3.7 g
Protéine :	2.2 g
Sodium :	25 mg

Asperges incroyables à manger rapidement

Temps de préparation : 15-20 minutes

Temps de cuisson : 20-25 minutes

Donne 4 portions

Ingrédients :

- 1 bouquet d'asperges
- 1 tasse de farine d'amande
- 1 cuillère à café de sel rose de l'Himalaya
- 1 cuillère à café de sirop d'érable
- 1 cuillère à café de paprika fumé
- 1/2 cuillère à café de poivre noir moulu
- 2 cuillères à soupe de levure alimentaire, option
- 1 bruine de votre huile de cuisson préférée

Instructions :

1. Préchauffer le four à 400F (200C).
2. Laver proprement les asperges et les couper en deux. Mettre dans un bol profond. Saupoudrer avec le sirop d'érable, le paprika, le poivre, le sel, et, en cas d'utilisation, avec de l'huile. Mélanger et remuer pour enrober.
3. Mettre la farine d'amande et en cas d'utilisation, la levure nutritionnelle dans un plat séparé et bien mélanger. En travaillant avec une pièce à la fois, mettre les asperges dans la farine d'amande et recouvrir du mélange de farine d'amande.
4. Mettre les morceaux d'asperges enrobées sur une plaque à pâtisserie recouverte de papier parchemin. Cuire au four préchauffé pour environ 20 à 25 minutes ou jusqu'à coloration dorée.
5. Servir avec votre trempette préférée.

Calories :   182kcal

Glucides totaux :   12,8 g

Sucre :   3.9 g

Graisse totale :   12.4 g

Protéine :   9.6 g

Sodium :   766 mg

Un délice de pomme rapide

Préparation : 5 minutes

Temps de cuisson : 0 minutes

Donne 2 portions

Ingrédients :

- 1 grosse pomme granny smith, évidée
- 1 cuillère à soupe de sirop d'érable
- 1/4 tasse de tartinade épaisse de beurre d'arachide
- 2 cuillères à soupe de canneberges

Instructions :

1. Mettre le beurre d'arachide et le sirop d'érable dans un bol de petite taille. Bien mélanger et réserver.

2. Couper 1/2-pouce du fond et de la partie supérieure de la pomme ; rejeter les parties coupées.

3. Couper chaque pomme en quatre morceaux ronds. Beurrer 2 tranches de pommes, saupoudrez avec les canneberges, puis couvrir avec les tranches de pommes restantes. Savourer !

Calories :	260 kcal
Glucides totaux :	28 g
Sucre :	21 g
Graisse totale :	17 g
Protéine :	7 g
Sodium :	125 mg

Rouleaux croustillants pour la pause

Temps de préparation : 15 minutes

Temps de cuisson : 45 minutes

Rendement : 20 rouleaux

Ingrédients :

- 1 oignon de taille moyenne
- 1/2 cuillère à café de poudre de piment rouge
- 1/4 tasse de coriandre
- 1/4 cuillère à café de garam masala
- 1/4 cuillère à café de poudre d'ail
- 2 tasses de chou déchiqueté
- 2 carottes moyennes, spiralisé
- 2 cuillères à soupe de ketchup de tomates
- 2 cuillères à café d'huile
- 20 feuilles pour rouleaux de printemps
- 2-3 cuillères à soupe de sauce de soja
- 3 cuillères à soupe d'aquafaba, OU d'huile

- Sel, au goût

Instructions :

1. Faire chauffer une poêle à feu moyen ou élevé. Ajouter l'huile et quand l'huile est chaude, ajouter l'oignon et faire revenir jusqu'à transparence. Ajouter la poudre d'ail et faire revenir.

2. Ajouter le chou et les carottes et cuire pendant 2 à 3 minutes ou jusqu'à mi-cuisson. Ajouter le garam masala et la poudre de piment rouge, et sauter pendant 3 à 4 minutes.

3. Ajouter le ketchup, le sel, la sauce de soja, et sauter pendant 2 minutes. Retirer la casserole du feu. Saupoudrer avec un peu de coriandre et laisser refroidir. Ne pas trop travailler les légumes.

4. Prendre une feuille de rouleau de printemps. Si elles ne sont pas humides, saupoudrer d'un peu d'eau. Remplir le rouleau avec des légumes et rouler, fermer avec de la pâte de fécule de maïs ou

de l'eau. Répéter l'opération avec la garniture restante et des rouleaux de printemps.

5. Préchauffer le four à 375F (190C).
6. Mettre tous les rouleaux sur une plaque à biscuits graissée. Brosser légèrement les rouleaux avec l'aquafaba ou l'huile.
7. Cuire au four préchauffé pendant environ 20 à 25 minutes ou jusqu'à ce que ce soit doré et croustillant.

Calories :	151 kcal
Glucides totaux :	14.1 g
Sucre :	2.8 g
Graisse totale :	9.5 g
Protéine :	2.9 g
Sodium :	278 mg

Biscuits créatifs

Temps de préparation : 10 minutes

Temps de cuisson : 8-15 minutes

Portions : 24 biscuits

Ingrédients :

- 3 bananes bien mûres (environ 1 1/2 tasse hachées ou en purée jusqu'à consistance lisse)
- 1/2 tasse de poudre de cacao
- 1/2 tasse de beurre d'arachide crémeux naturel sans sucre, ou de beurre d'amande
- Une petite poignée de gros sel de mer, pour la garniture

Instructions :

1. Préchauffer le four à 350 ° F (175 ° C).

2. Mettre les bananes, le cacao en poudre et le beurre d'arachide dans un bol de grande taille et mélanger à l'aide d'une fourchette jusqu'à ce que le mélange soit homogène et lisse. On peut traiter dans un robot culinaire pendant environ 30 à 60 secondes.

3. À l'aide de cuillères à soupe, tasser la pâte sur un papier parchemin doublé ou une plaque à biscuits graissée, placer la pâte à 1 pouce d'intervalle.

4. Saupoudrer le dessus des biscuits avec une pincée de sel. Cuire au four préchauffé pendant environ 8 à 15 minutes ou jusqu'à ce que les biscuits perdent leur éclat.

5. Lorsque les biscuits sont cuits, -les laisser refroidir sur la plaque à biscuits pendant environ 3 à 5 minutes. Transferer sur une grille et laisser refroidir complètement.

Remarques : Si la pâte est trop mince, on peut ajouter plus de poudre de cacao pour absorber l'humidité et / ou cuire plus longtemps. Si le beurre d'arachide est trop dur, on peut le mettre au micro-ondes pendant 15 à 20 secondes jusqu'à consistance lisse et plus facile à travailler. S'assurer que le beurre d'arachide est incorporé à fond dans le mélange. Si on ne veut pas garnir les biscuits avec du sel, ajouter 1 pincée de sel à la pâte.

Calories :	42 kcal
Glucides totaux :	4.1 g
Sucre :	1.5 g
Graisse totale :	2.9 g
Protéine :	1.4 g
Sodium :	0 mg

Guacamole géniale

Temps de préparation : 10 minutes

Temps de cuisson : 0 minutes

Portions : 6-8

Ingrédients :

- 3 avocats mûrs de taille moyenne
- 1-2 pincées de gros sel
- 1/4 tasse d'oignon rouge, finement haché
- 1/4 tasse de feuilles de coriandre, hachées
- 1/2 jalapeño poivre, haché, plus ou moins au goût
- 1 citron vert, le jus seulement

Instructions :

1. Couper l'avocat en deux et enlever le noyau.
2. Verser la chair d'avocat dans un bol.

3. Ajouter le sel, la coriandre, le piment et l'oignon, et bien mélanger.

4. Ajouter le jus de citron et remuer doucement pour ne pas écraser agressivement les ingrédients.

Calories :	150 kcal
Glucides totaux :	10 g
Sucre :	1 g
Graisse totale :	13 g
Protéine :	2 g
Sodium :	5 mg

Purée de banane lumineuse

Préparation : 5 minutes

Temps de cuisson : 30 minutes

Portion : 1

Ingrédients :

- 1 banane bien mûre, en purée
- 1/2 cuillère à thé d'extrait de vanille pure
- 1/4 tasse de lait d'amande, ou votre lait préféré
- 1/4 tasse de quinoa sec
- 1/4 cuillère à café de cannelle
- 2 cuillères à soupe de noix

Instructions :

1. Faire cuire le quinoa suivant les instructions du paquet.

2. Lorsque le quinoa est cuit, réduire le feu à faible. Incorporer la purée de banane, le lait, la cannelle et la vanille. Comme on le désire, mélanger les noix dans le mélange de quinoa ou les servir au-dessus du mélange.

3. Servir encore chaud. Savourer !

Remarques : Ajouter autant de lait que nécessaire pour obtenir la texture désirée.

Calories :	503 kcal
Glucides totaux :	59,8 g
Sucre :	16.9 g
Graisse totale :	26.5 g
Protéine :	12.4 g
Sodium :	13 mg

Chapitre 8 : Desserts divins

Il y a toujours de la place pour ces friandises. Celles-ci à base de plantes excitent vos papilles gustatives, mais sont aussi bonnes pour votre santé.

Gâteau aux carottes à emporter

Temps de préparation : 1 heure

Temps de cuisson : 0 minutes

Portions : 8-10

Ingrédients :

Pour le glaçage de noix de cajou :
- 1/3 tasse de sirop d'érable pur
- 1-2 cuillères à soupe de jus de citron fraîchement pressé
- 2 tasses de noix de cajou, trempées dans l'eau pendant quelques heures ou toute la nuit

- 2 cuillères à soupe d'huile de noix de coco liquide
- De l'eau, au besoin

Pour le gâteau :

- 1 1/2 tasse de farine d'avoine, OU farine de sarrasin
- 1 tasse de dates, dénoyautées
- 1 tasse d'ananas séché
- 1/2 tasse de noix de coco séchée non sucrée
- 1/2 cuillère à café de cannelle
- 2 grosses carottes pelées

Instructions :

Pour le glaçage de noix de cajou :

1. Mettre tous les ingrédients dans un mélangeur à haute puissance et mélanger jusqu'à ce que le mélange soit lisse, en ajoutant aussi peu d'eau que possible. Goûter et ajouter plus de sirop d'érable comme désiré. Transférer dans un bol. Réserver.

Pour le gâteau :

2. Couper les carottes en morceaux de petite taille.

3. Mettre les morceaux de carotte dans un robot culinaire. Ajouter le reste des ingrédients et mélanger jusqu'à ce que les ingrédients soient réduits en petits morceaux qui collent ensemble.

Pour assembler :

4. Presser 1/2 du mélange de gâteau dans le fond d'un moule réglable en forme de ressort de 6 pouces, la répartissant en une couche uniforme. Étaler environ 1/3 du glaçage sur le mélange de gâteau. Appliquer le 1/2 restant du mélange de gâteau sur la couche de glaçage.

5. À ce stade, on peut réfrigérer le gâteau pendant la nuit avant de le glacerr ou le glacer tout de suite.

6. Retirer le gâteau de la casserole et couvrir avec le reste du glaçage, garnissant le gâteau avec tout ce que vous voulez.

Calories :	438 kcal
Glucides totaux :	53,7 g
Sucre :	25.5 g
Graisse totale :	23.5 g
Protéine :	8.9 g

Sodium :　　　　　21 mg

Petits gâteaux aux fraises fraîches

Temps de préparation : 15 minutes

Temps de cuisson : 45 minutes

Rendement : 12-16 petits gâteaux ou 2 gâteaux de 9 pouces

Ingrédients :

- 8 onces de fraises, fraîches ou surgelées, broyées ou réduites en purée
- 3 / 4-1 tasse de sucre
- 1/2 tasse d'huile de canola
- 1 cuillère à thé d'extrait de vanille
- 1 cuillère à café de bicarbonate de soude
- 1 cuillère à soupe de vinaigre blanc distillé
- 3/4 tasses de farine non blanchie tout usage

Instructions :

1. Préchauffer le four à 350 ° F (175 ° C) pendant 15 minutes.

2. Tapisser ou graisser 12-16 moule à muffins ou beurrer un moule à pain de 9 pouces. Réserver.

3. Mettre la farine, le sucre et le bicarbonate de soude dans un bol de grande taille et bien mélanger.

4. Dans un autre bol, mettre la vanille, le vinaigre et l'huile, et remuer pour mélanger. Ajouter la fraise et remuer pour incorporer.

5. Créer un puits au centre du mélange de farine. Ajouter le mélange de vanille dans le puits et mélanger jusqu'à ce que tout mélangé. NE PAS TROP REMUER.

6. Verser la pâte dans les tasses de moules à muffins préparés ou le moule à pain.

7. Cuire au four préchauffé pendant environ 22-30 minutes pour les muffins et 40 minutes-1 heure pour un gâteau ou jusqu'à ce qu'un cure-dent en ressorte propre lorsqu'il est inséré au centre des muffins ou du gâteau.
8. Une fois cuit, retirer du four et mettre sur une grille et laisser refroidir.
9. Après refroidissement complet, glacer les petits gâteaux gel puis recouvrir chacun avec une fraise entière.

Calories :	160 kcal
Glucides totaux :	21 g
Sucre :	15 g
Graisse totale :	8 g
Protéine :	<1 g
Sodium:	90 mg

Pain d'épice indispensable

Temps de préparation : 25 minutes

Temps de cuisson : 35 minutes

Portions : 12

Ingrédients :

- 1 tasse de compote de pommes non sucrée
- 1 cuillère à café de levure chimique
- 1 cuillère à café de bicarbonate de soude
- 1 cuillère à café de cannelle
- 1/2 tasse de mélasse sans soufre
- 1/3 tasse d'huile de noix de coco
- 1/3 tasse de fécule de pomme de terre, PAS DE FARINE
- 1/4 cuillère à café de clous de girofle
- 1/4 cuillère à café de sel
- 2 cuillères à soupe de graines de lin moulues

- 2 cuillères à café de gingembre moulu
- 2/3 tasse de sucre de noix de coco
- 5/6 tasse de farine de mil
- 5/6 tasse de farine de teff
- 6 cuillères à soupe d'eau chaude

Instructions :

1. Préchauffer le four à 350 ° F (150 ° C). Graisser un moule de 8 pouces ou le tapisser avec du papier parchemin.

2. Mettre les graines de lin moulues dans un bol de petite taille. Ajouter l'eau et remuer jusqu'à ce que le mélange soit crémeux et épais. Réserver et laisser reposer pendant au moins 10 minutes.

3. A l'exception du sucre de noix de coco, passer au crible tous les ingrédients secs dans un bol de grande taille.

4. Dans un bol différent, mettre le mélange de lin, la compote de pommes, l'huile de noix de coco, la mélasse et le sucre de palme de noix de coco, et fouetter jusqu'à consistance homogène. Ajouter le mélange humide dans le bol avec les ingrédients secs. Remuer jusqu'à consistance homogène.

5. Verser la pâte dans le moule, puis cuire au four pendant environ 35 minutes ou jusqu'à ce qu'un cure-dent inséré au centre en ressorte propre.

6. Laissez le pain d'épices refroidir dans le moule sur une grille.

7. Lorsque le pain est suffisamment refroidi, tourner la casserole et retirer le pain de la poêle.

8. Déguster le même jour, mais vous pouvez réfrigérer les restes.

Calories :   210 kcal

Glucides totaux :   35 g

Sucre : 18 g

Graisse totale : 9 g

Protéine : 3 g

Sodium : 210 mg

Carrés de fruits fabuleux

Temps de préparation : 15 minutes

Temps de cuisson : 40 minutes

Rendement : 16 barres

Ingrédients :

Pour la garniture et la croûte :

- 1 1/2 tasse de flocons d'avoine
- 1 cuillère à soupe de zeste de citron
- 1/2 tasse de sucre brun OU sucre brut
- 2/3 tasse d'huile de noix de coco, à la température ambiante
- 1/4 cuillère à café de levure chimique
- 1/4 cuillère à café de sel
- 3/4 tasse de farine de blé entier ivoire, OU farine tout usage

Pour la garniture :

- 1/2 cuillère à thé d'extrait de vanille

- 2 1/2 tasses de bleuets frais, NE PAS UTILISER CONGELÉ

- 7 cuillères à soupe de confiture de framboises, ou votre confiture de petits fruits préférés

- Pincée de sel

Instructions :

1. Préchauffer le four à 375F (175 ° C).

2. Tapisser un moule à cuisson carré de 8 pouces avec du papier parchemin.

3. Mettre l'avoine, le sel, le bicarbonate de soude, le zeste de citron, le sucre et la farine dans un grand bol et bien mélanger

4. Ajouter l'huile de noix de coco. Avec les mains propres, mélanger jusqu'à ce que le mélange forme

une pâte. Il faut que ce soit collé et pas très granuleux.

5. Presser doucement moins de 2/3 de la pâte au fond du moule préparé.

6. Cuire au four préchauffé pendant environ 10 à 13 minutes ou jusqu'à ce que les bords commencent à dorer.

7. Pendant que la croûte cuit, préparer la garniture. Mettre le sel, l'extrait de vanille, la confiture, et les baies dans un bol de taille moyenne et bien mélanger.

8. Verser la garniture dans la croûte fraîchement cuite au four et saupoudrer le mélange d'avoine restant au-dessus de la garniture.

9. Cuire au four pendant 22 à 27 minutes ou jusqu'à ce que la garniture bouillonne et que le dessus soit légèrement doré.

10. Retirer du four et laisser refroidir complètement. Transférer dans le réfrigérateur et laisser refroidir pendant au moins 2 heures. Couper en 16 barres. Savourer !

11. Réfrigérer les restes pour jusqu'à 4 jours ou congeler pour une conservation plus longue.

Remarques : Si l'huile de noix de coco est fondue ou liquide à la température ambiante, mélanger les ingrédients de la garniture et de la croûte. Réfrigérer pendant environ 10 à 20 minutes ou jusqu'à ce que le mélange soit assez ferme pour presser sur le fond de la casserole.

Calories :	188 kcal
Glucides totaux :	25 g
Sucre :	12.6 g
Graisse totale :	9.7 g
Protéine :	1.8 g
Sodium :	47 mg

Parfait coloré

Temps de préparation : 15 minutes

Temps de cuisson : 0 minutes

Donne 2 portions

Ingrédients :

Pour la crème de noix de cajou :

- 1 tasse de noix de cajou non salées premières, trempées dans l'eau pendant 2 heures
- 1 cuillère à café d'extrait de vanille naturelle, et plus si besoin
- 1/2 tasse d'eau filtrée, et plus si nécessaire
- 2 cuillères à soupe pur de sirop d'érable, et plus si nécessaire
- Pincée sel de mer Celtique

Pour le mélange de noix et de graines :

- 1/4 tasse de noix de coco râpée, séchée non sucrée
- 1/4 tasse de graines de chanvre décortiquées
- 1/4 tasse de graines de tournesol crues
- 1/4 tasse de graines de citrouille crues
- 1 tasse de noix brutes
- 1 tasse d'amandes brutes

Pour les baies :

- 1 tasse de framboises fraîches
- 1 tasse de bleuets frais

Instructions :

Pour la crème de noix de cajou :

1. Egoutter les noix de cajou, en éliminant l'eau de trempage. Mettez les noix de cajou dans un mélangeur à haute puissance. Ajouter le reste des

ingrédients et mélanger pendant environ 30-60 secondes ou jusqu'à consistance crémeuse et lisse. Goûter et ajouter plus de vanille, édulcorant, et de l'eau au goût.

2. Transférer dans un récipient hermétique, au réfrigérateur et laisser refroidir pendant quelques heures pour épaissir.

Pour le mélange de noix et de graines :

3. Mettre tous les ingrédients dans un robot culinaire et les travailler plusieurs fois jusqu'à ce que les noix soient coupées en morceaux.

Pour assembler :

4. Préparer 2 verres courts et larges. Mettre 1/2 tasse de bleuets dans chaque verre. Verser 1/4 tasse du mélange noix-graine, 1/2 de la crème de noix de

cajou, 1/4 tasse du mélange écrou-graine dans chaque verre et terminer avec 1/2 tasse de framboises dans chaque verre.

5. Servir immédiatement.

Calories :	1359 kcal
Glucides totaux :	76 g
Sucre :	29,2 g
Graisse totale :	108,2 g
Protéine :	43,3 g
Sodium :	101 mg

Pudding précieux

Préparation : 5 minutes

Temps de cuisson : 0 minutes

Donne 2 portions

Ingrédients :

- 1 avocat
- 1 banane
- 1 cuillère à thé d'extrait de vanille, en option
- 1/2 tasse de sirop d'érable
- 1/2 tasse de poudre de cacao non sucré
- 1/4 tasse lait de riz

Pour la garniture :

- sirop de caramel
- crème de coco fouettée

Instructions :

1. Mettre tous les ingrédients dans un mélangeur ou un robot culinaire et mélanger ou travailler jusqu'à ce que le mélange soit lisse.
2. Partager le pudding entre les 2 verres de service.
3. Réfrigérer pendant au moins 2 heures ou toute la nuit, ou servir tout de suite.
4. Garnir de crème fouettée de noix de coco et napper de sirop de caramel.

Calories :   662 kcal

Glucides totaux :   106,2 g

Sucre :   70,2 g

Graisse totale :   30,3 g

Protéine :   7.5 g

Sodium :   44 mg

Glace au chocolat alléchante

Préparation : 5 minutes

Temps de cuisson : 0 minutes

Portions : 2-3

Ingrédients :

- 1 tasse de dates, dénoyautées, trempées dans l'eau ou l'eau de noix de coco à partir du lait de coco t jusqu'à ce qu'elles soient très molles
- 1 tasse de morceaux de banane congelée
- 1 tasse de crème de noix de coco réfrigérée, d'une boîte de lait de coco régulière
- 1/4 cuillère à café de sel de mer
- 1 / 4-1 / 2 cuillère à café de poudre de gousse de vanille ou de graines d'une gousse de vanille ou 1/2 cuillère à thé d'extrait de vanille, en option
- 3 cuillères à soupe de poudre de cacao

Instructions :

1. Mettre tous les ingrédients dans un mélangeur à haute puissance et mélanger jusqu'à consistance très lisse.

2. Transférer le mélange dans un récipient et congeler pendant environ 2-3 heures pour une texture en forme de glace ou de 4 à 5 heures pour une texture plus ferme.

Remarques : Réfrigérer le lait de coco toute une nuit ou pendant deux jours. La crème de noix de coco montera au sommet et sera facile à éliminer.

Calories :	615 kcal
Glucides totaux :	95,1 g
Sucre :	69,8 g
Graisse totale :	30,3 g
Protéine :	7,2 g
Sodium :	256 mg

Dates fréquentables

Temps de préparation : 1 heure, 25 minutes

Temps de cuisson : 0 minutes

Rendement : 16 barres

Ingrédients :

Pour la pâte :

- 10 dates Medjool, dénoyautées, hachées grossièrement
- 1/4 tasse d'huile de noix de coco, fondue
- 1/2 cuillère à café de sel casher
- 1 1/2 tasse de morceaux entiers d'amandes crues
- 1 1/2 tasse d'avoine ordinaire

Pour le remplissage :

- 1/2 tasse d'eau
- 25 dates Medjool, dénoyautées, hachées grossièrement, environ 2 1/2 tasses

Instructions :

1. Tapisser un moule carré de 8 pouces avec 2 morceaux de papier parchemin, en les croisant.

2. Mettre l'avoine, le sel, et l'amande dans un robot culinaire et travailler jusqu'à ce que ce soit bien émietté.

3. Ajouter les dates et travailler jusqu'à consistance grumeleuse.

4. Ajouter l'huile de noix de coco et le travailler jusqu'à ce que le mélange soit collant, en ajoutant un peu plus d'huile que nécessaire pour obtenir la bonne consistance.

5. Transférer dans un bol, réserver 3/4 tasse du mélange. Appuyer sur le reste du mélange d'avoine pour une couche ferme et d'une très ferme dans la casserole.

6. Mettre les dates et l'eau dans le robot culinaire et les travailler jusqu'à texture pâteuse, arrêter et

gratter les côtés vers le bas au besoin. Ajouter un peu plus d'eau que nécessaire pour obtenir la bonne consistance.

7. Verser le mélange de dattes dans la croûte et étaler doucement avec le dos d'une spatule humide dans une couche uniforme.

8. Saupoudrer le 3/4 tasse de mélange d'avoine réservé sur la garniture de la date, en appuyant doucement avec les doigts.

9. Réfrigérer pendant au moins 1 heure, de préférence toute la nuit, jusqu'à ce que rude et ferme.

10. Couper en carrés et servir. Conserver les restes au réfrigérateur ou au congélateur.

Calories :   408 kcal
Glucides totaux :   64,3 g
Sucre :   43,2 g
Graisse totale :   17 g

Protéine :   7,4 g
Sodium :   150 mg

Jolie tarte à la citrouille

Temps de préparation : 6 heures, 10 minutes

Temps de cuisson : 35 minutes

Portions : 4-6

Ingrédients :

- Une boîte (15 onces) purée de potiron
- 1 cuillère à soupe de graines de lin moulues
- 1 cuillère à café d'épices pour tarte à la citrouille
- 1/2 cuillère à café de sel
- 1/3 tasse farine
- 1/3 tasse plus 2 cuillères à soupe de sucre brun
- 2 1/2 cuillères à café d'extrait pur de vanille
- 2 cuillères à soupe d'huile, ou d'omettre et d'augmenter le lait à 1 tasse
- 2 cuillères à café de levure
- 2 cuillères à café de cannelle

- 3/4 tasse PLUS 2 cuillères à soupe de lait

Instructions :

1. Préchauffer le four à 400F (205C).

2. Graisser un moule à tarte rond de 10 pouces avec de l'huile.

3. Mettre les épices pour tarte à la citrouille, la cannelle, le sel, la poudre à pâte, la farine, 1/3 tasse de sucre brun, et la purée de citrouille dans un bol de grande taille et bien mélanger.

4. Dans un autre bol, mélanger le lin avec les tous les ingrédients humides, en fouettant pour bien mélanger.

5. Verser les ingrédients humides dans les ingrédients secs et bien mélanger.

6. Verser la pâte dans le moule et cuire au four pendant 35 minutes.

7. La tarte sera gluante après la cuisson, ce qui est tout à fait bien. Laisser refroidir complètement, puis réfrigérer à découvert pendant au moins 6 heures ou jusqu'à ce que complètement sec.

8. Trancher et servir.

Calories :	246 kcal
Glucides totaux :	38,7 g
Sucre :	22.4 g
Graisse totale :	8.9 g
Protéine :	4.5 g
Sodium :	329 mg

Tartes tentatrices aux baies

Temps de préparation : 10 minutes

Temps de cuisson : 2 minutes

Portions : 4-6

Ingrédients :

Pour la pâte :

- 1 1/2 tasse de farine d'amande
- 1 cuillère à soupe de sirop d'érable pur
- 1/4 tasse d'huile de noix de coco, fondu
- 1/4 tasse de poudre de cacao non sucré
- Pincée de sel casher

Pour le remplissage :

- 6 onces de chocolat amer, haché finement
- 2 tasses de framboises fraîches
- 1/4 tasse de confiture de framboise à 100% de fruits

- 1/2 tasse de lait de coco de pleine teneur en matières grasses en conserve

Instructions :

1. Graisser légèrement un moule à tarte de 9 pouces à fond amovible avec l'huile de noix de coco.
2. Mettre tous les ingrédients de la croûte dans un bol et bien mélanger. Presser dans le moule à tarte graissé en une couche uniforme. Réserver.
3. Mettre le chocolat dans un bol de grande taille.
4. Verser le lait de coco dans une casserole de petite taille et porter juste à ébullition.
5. Verser le lait de coco chaud sur le chocolat haché. Laisser reposer pendant 1 minute et remuer jusqu'à consistance crémeuse et lisse.

6. Incorporer la confiture de framboises et verser la garniture dans la croûte préparée. Garnissez le dessus avec les framboises.
7. Réfrigérer la tarte pendant au moins 1 à 2 heures ou jusqu'à ce que complètement refroidi et fixé.
8. Trancher et servir.

Remarques : Mettre tous les restes dans des contenants hermétiques et conserver au réfrigérateur.

Calories :	758 kcal
Glucides totaux :	62,6 g
Sucre :	39,4 g
Graisse totale :	54,4 g
Protéine :	14.6 g
Sodium :	88 mg

Chapitre 9 : Plan de 14 jours de repas pour la mise en route

Il n'y a pas de pression pour créer un menu compliqué et fantaisiste pour le régime alimentaire à base de plantes. Un plat compliqué de plats et de repas ne fera que vous intimider et vous démoraliser dans votre voyage à un mode de vie sain. Pour réussir dans la transition vers cette saine habitude de manger il faut coller à l'essentiel et garder les choses simples. Il y a des centaines de recettes simples et simples qui inspireront et exciteront vos papilles gustatives. Vous pouvez commencer avec celles qui figurent dans ce livre.

Il est vital de comprendre la planification

Il est important de comprendre que lorsque vous commencez à réduire ou éliminer les aliments d'origine animale dans un régime alimentaire à base de plantes, il sera difficile de consommer les quantités suffisantes de nutriments que vous prenez habituellement pour votre corps, y compris les protéines alimentaires, ainsi qu'un large éventail de minéraux et de vitamines.

Selon l'American Dietetic Association, une planification minutieuse est nécessaire pour vous assurer d'éviter les carences en nutriments courantes que vous pouvez rencontrer. Un menu bien planifié convient à tous les individus au cours de toutes les étapes de leur cycle de vie, y compris la petite enfance, l'enfance, l'adolescence, même pour les athlètes, ainsi que les femmes enceintes et celles qui allaitent.

Vous devez vous assurer que vous obtenez assez des nutriments suivants :

- **protéines** -La plupart des gens ont besoin d'obtenir un tiers de leurs besoins quotidiens en calories de protéines. Si vous vous entrainez, êtes actif, ou si vous êtes un athlète, vous devez consommer au moins 0,75-0,80 grammes de protéines par livre de votre poids corporel comme base. Le quinoa, les graines, les noix, les légumineuses et les haricots sont d'excellentes sources de protéines alimentaires.

- **La vitamine B 12-** Visez environ 3 à 5 microgrammes tous les jours de la nourriture à base de plantes ou prenez 10-100 microgramme par jour de supplément. Vous pouvez obtenir de la vitamine B 12 de levure alimentaire et des produits à base de plantes enrichis.

- **Vitamine D** -Visez 1000-4000 UI pendant les mois d'hiver et les jours où vous ne recevez pas de soleil. La lumière du soleil est la meilleure source de vitamine D. Vous pouvez compléter avec D2, qui ne sont pas des suppléments de vitamine D d'origine animale.
- **Le calcium** -Visez environ 1000 milligrammes par jour. Vous pouvez l'obtenir du lait surgelé fortifié, du tofu calcium, des graines, des noix, des haricots et des légumes verts à feuilles sombres.
- **L'iode** -Visez environ 1000 milligrammes par jour. Vous pouvez obtenir l'iode du sel iodé, des légumes à feuilles vertes, des asperges, des légumes de mer et algues.
- **Les acides gras omega-3** -Consommez au moins 2 grammes par jour d'acide alpha-linolénique (ALA), un type d'acide gras oméga-3 trouvé dans les plantes. Si possible, ajouter de

l'acide eicosapentaénoïque (EPA) et l'acide docosahexaénoïque (DHA) de suppléments extraits d'algues et non d'huile de poisson. Vous pouvez obtenir l'acide gras oméga-3 à base de plantes de légumes verts à feuilles, des noix, du chanvre, du lin et des suppléments d'algues.

La clé d'une alimentation à base de plantes, ou un régime alimentaire réussis, est de vous assurer que vous consommez un repas bien équilibré. Et la planification à l'avance garantit que vous commencez votre nouveau mode de vie sain sur la bonne voie.

2 semaines de plats à base de plantes

Pour commencer votre voyage du régime alimentaire à base de plantes, gardez les choses simples. Réduisez la quantité d'ingrédients pour chaque recette pour avoir 2 portions. Le plan consiste à consommer aujourd'hui un repas, puis conserver les restes que votre repas d'après-demain. Cependant, vous pouvez aussi faire cuire chaque plat suivant le nombre de portions indiquées et partager les extras avec les amis et la famille. Vous pourriez même les inciter à faire un voyage vers la bonne santé avec vous. Il est toujours meilleur de suivre un régime avec un ami.

Semaine 1

Jour 1

Petit déjeuner : L'avoine à l'Amour

Déjeuner : Le plus désirable des bols de chili

Collation : Houmous santé avec grains entiers, le persil, les légumes, le pain, et des frites ou du pain pita, ou tout ce que vous désirez tremper

Dîner : Un régal de tempeh

Dessert : Glace au chocolat alléchante

Jour 2

Petit déjeuner : Tonifiant au granola

Déjeuner : pain de viande à base de plantes

Collation : Bouchées de burrito

Dîner : Nouilles vietnamiennes pour l'âme

Dessert : Gâteau aux carottes à emporter

Jour 3

Restes du jour 1

Petit déjeuner: L'avoine à l'Amour

Déjeuner : Le plus désirable des bols de chili

Collation : Houmous santé avec grains entiers, le persil, les légumes, le pain, et des frites ou du pain pita, ou quoi que soit que l'on désire tremper ou les restes

Dîner : Un régal de tempeh

Dessert : Glace au chocolat alléchante

Jour 4

Restes du jour 2

Petit déjeuner : Tonifiant au granola

Déjeuner : Pain de viande à base de plantes

Collation : Bouchées au burrito

Dîner : Nouilles vietnamiennes pour l'âme

Dessert : Gâteau aux carottes à emporter

Jour 5

Petit déjeuner : La solution Pancake

Déjeuner : Pommes de terre au cari à la mode thaï

Collation : Légumes farcis à adorer

Dîner : Pizza faite sans effort

Dessert: Tartes tentatrices aux baies

Jour 6

Petit déjeuner : Le porridge énergétique

Déjeuner : Parfait de riz frit aux ananas

Collation: rouleaux croustillants pour la pause

Dîner : Casserole à base de plantes

Dessert : Pudding précieux

Jour 7

Restes de Jour 5

Petit déjeuner : La solution Pancake

Déjeuner : Pommes de terre au cari à la mode thaï, ou des restes

Collation : Légumes farcis à adorer

Dîner : Pizza faite sans effort

Dessert: Tartes tentatrices aux baies

Semaine 2

Jour 1

Restes de la semaine 1 jour 6

Petit déjeuner : L'énergie Porridge

Déjeuner : Parfait de riz frit aux ananas, ou des restes

Collation: Rouleaux croustillants pour la pause

Dîner : Casserole à base de plantes

Dessert : Pudding précieux

Jour 2

Petit déjeuner : Commencez la journée avec salade

Déjeuner : Une précieuse quiche aux légumes

Collation : Purée de banane lumineuse

Dîner : Ragoût Surprenant

Dessert : Dates fréquentables

Jour 3

Petit déjeuner : Riche pudding au riz

Déjeuner : Emballage de légumes merveille

Collation : Biscuits créatifs

Dîner : Oh mon pilaf au boulgour

Dessert : Parfait coloré

Jour 4

Restes du jour 2

Petit déjeuner : Commencez la journée avec salade

Déjeuner : Une précieuse quiche aux légumes

Collation : Purée de banane lumineuse

Dîner : Ragoût Surprenant

Dessert : Dates fréquentables

Jour 5

Restes de Jour 3

Petit déjeuner : Riche Pudding riz

Déjeuner : Emballage de légumes merveille

Collation : Biscuits créatifs

Dîner : Oh mon pilaf au boulgour

Dessert : Parfait coloré

Jour 6

Petit déjeuner : Muffins agréables à manger

Déjeuner : Tofu savoureux

Collation : Rouleaux croustillants pour la pause

Dîner : Plat de pâtes nutritif

Dessert : Carrés de fruits fabuleux

Jour 7

Petit déjeuner : Une omelette délicieuse aux pois chiches

Déjeuner : Un Burger Triple-B

Collation : Un délice de pomme rapide

Dîner : Patates douces et chou frisé de l'Afrique

Dessert : Petits gâteaux aux fraises fraîches

Atteindre ses objectifs de santé

La transition vers un régime à base de plantes est l'une des choses les plus bénéfiques que vous pouvez faire pour vous-même, mais est-ce aussi simple que cela puisse paraître ? Comme beaucoup d'autres régimes, changer votre alimentation peut paraître assez intimidant, surtout quand vous changez pour une saine habitude de manger après avoir été un omnivore toute votre vie. La plupart d'entre nous ont grandi quand nos repas réguliers incluaient le bœuf, le porc, le poulet, les œufs, les produits laitiers et d'autres aliments à base d'animaux à chaque repas. La clé du succès est la planification de votre transition. Voici quelques conseils essentiels et pratiques pour vous aider dans la transition d'un régime alimentaire à base animale vers un régime à base de plantes.

Se renseigner

Votre meilleure chance de réussir dans tout régime est de vous renseigner et d'apprendre tout ce que vous devez savoir sur cette saine habitude de manger. Ne pas le faire parce qu'elle est la mode. Faites-le parce que vous voyez tous les avantages pour la santé que vous obtiendrez en mangeant des aliments entiers. Apprenez comment d'autres personnes ont réussi leur transition. Apprendre tout ce que vous pouvez sur les avantages de plus de fruits et légumes vous motivera et savoir comment les autres ont changé avec succès leur régime alimentaire vous donnera confiance dans votre transition. La clé de la transition vers un nouveau régime alimentaire est d'être excité à ce sujet.

Focus sur ce que vous ajoutez, et non sur ce que vous enlevez

C'est question de perspective. Si vous vous concentrez sur le fait de ne pas acheter les produits laitiers, les œufs et la viande lorsque vous êtes à l'épicerie, vous vous sentirez privé et vaincu. Toutefois, si votre état d'esprit se tourne vers le fait de remplir votre cuisine avec de la nourriture à base de plantes pour une bonne santé, comme les baies, les amandes, le lait de coco, le lin, les champignons, les tomates, les bananes, les patates douces, les épinards, le chou frisé et le quinoa, alors vous aurez l'impression de faire vos achats de nourriture pour un menu de fantaisie.

Remplacez les aliments d'origine animale par les légumineuses, les graines, les noix, les grains entiers, les légumes, les fruits, le lait d'origine non animale, en évitant le remplacement de la viande végétalienne autant que vous le pouvez. Rappelez-vous que ce régime se concentre sur les repas riches en aliments entiers.

Trouver des recettes créatives à base de plantes pour vous inspirer

Lorsque vous entendez parler d'un régime alimentaire à base de plantes, vous pensez souvent au brocoli et à la salade cuite à la vapeur. Toutefois, lorsque vous recherchez des recettes à base de plantes, vous trouverez de nombreux repas à base de plantes simples et rapides, mais très créatifs et incroyablement savoureux. Les 50 recettes fabuleuses dans ce livre vous motiveront et vous inspireront avec l'ardeur et le zeste pour passer à un mode de vie sain.

Focus sur les bases

Manger un repas riche en aliments entiers ne doit pas être compliqué et difficile. Commencez avec des recettes de base, simples et faciles pour votre premier lot de repas. Par exemple, vous pouvez commencer votre journée avec l'avoine à l'amour, un plat simple avec des graines de chia, du lait d'amande, des bleuets, et du nectar d'agave pour sucrer. Pour le déjeuner, des recettes que vous pouvez réfrigérer et prendre pour sortir comme « le plus désirable des bols de chili , salades, soupes sont d'excellents choix. Les légumes en tranches et les fruits avec des noix et des amandes crues font excellentes collations. Votre dîner peut être « Un régal de tempeh », un plat simple avec de petites feuilles et des avocats pour la bonne santé. Vous pouvez vous offrir glace au chocolat alléchante après votre repas.

Rappelez-vous, ça n'a pas besoin d'être beau. Les ingrédients de base peuvent être aussi savoureux. En cas de doute, vous pouvez toujours faire un smoothie délicieux. Ils peuvent combler les manques et garder les choses intéressantes et créatives, sans parler d'être délicieux.

Prendre une étape à la fois

Vous ne devez pas perdre pied, créer un plan de repas sophistiqué, ni préparer des plats compliqués lorsque vous passez à un régime alimentaire à base de plantes. Prenez-le repas après le repas, puis jour après jour. Il n'y a pas besoin d'être intimidé ou stressé pour aller vers ce plan alimentaire sain. Vous aurez plus de succès si vous vous en tenez à des plats et repas plus simples.

S'en tenir aux aliments entiers

Il est facile d'aller vers un régime à base de plantes et utiliser des aliments à base de plantes traitées, mais ce n'est pas la meilleure façon de changer vers une alimentation saine. Toujours choisir des aliments entiers. Évitez les glucides raffinés, substituts de viande transformés et autres produits hautement transformés. De plus, ne consommez pas la malbouffe simplement parce qu'elle est étiquetée végétalienne ou végétarienne.

Consommer une grande variété d'aliments à base de plantes

Pour garder votre alimentation équilibrée et vous fournir tous les nutriments dont vous avez besoin, consommez une grande variété d'aliments à base de plantes, et pas seulement une poignée.

Maintenant que vous commencez votre voyage vers une habitude de manger plus saine, vous pouvez envisager de réussir si vous gardez tous ces éléments importants à l'esprit.

Mots de la fin

Merci encore d'avoir acheté ce livre !

J'espère vraiment que ce livre est en mesure de vous aider.

La prochaine étape est de **vous abonner à notre bulletin électronique** pour recevoir des mises à jour sur les nouvelles versions de livres ou les promotions à venir. Vous pouvez vous inscrire gratuitement et en prime, vous recevrez également notre livre « 7 erreurs de remise en forme, que vous faites sans le savoir » ! Ce livre bonus met à plat beaucoup d'erreurs de conditionnement physique les plus courantes et démystifie beaucoup de la complexité et de la science de se mettre en forme. Avoir toutes ces connaissances de remise en forme et de la science organisée dans un livre étape par étape une action vous aidera à démarrer dans la bonne direction dans votre voyage de remise en forme ! Pour vous abonner à notre bulletin électronique gratuit et réclamer votre livre gratuit, s'il vous plaît visitez le lien et inscrivez-vous :

www.hmwpublishing.com/gift

Enfin, si vous avez aimé ce livre, je voudrais vous demander une faveur, seriez-vous assez aimable pour laisser un commentaire pour ce livre ? Ce serait vivement apprécié !

Merci et bonne chance dans votre voyage !

A propos du co-auteur

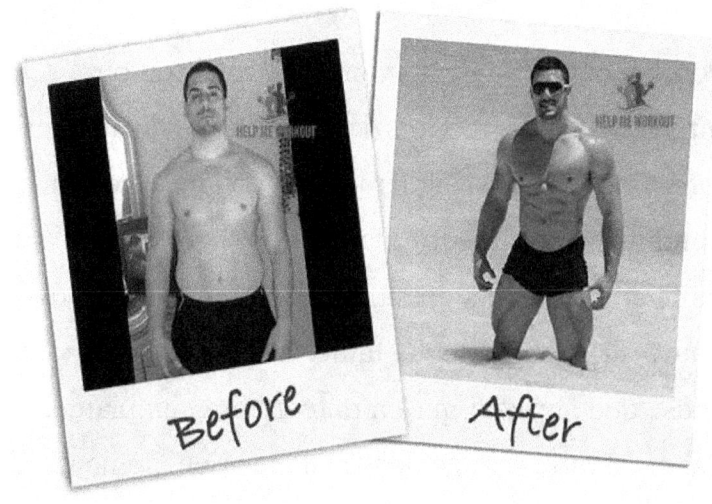

Mon nom est George Kaplo ; Je suis un entraîneur personnel certifié de Montréal, Canada. Je vais commencer par dire que je ne suis pas le plus grand gars que vous ayez jamais rencontré et cela n'a jamais vraiment été mon objectif. En fait, j'ai commencé à travailler quand j'étais plus jeune pour surmonter ma plus grande insécurité, qui était mon manque de confiance en soi. Cela était dû à ma taille de seulement 5 pieds 5 pouces (168cm), ce qui m'a découragé de tenter quoi que ce soit que je voulais réaliser dans la vie. Vous pouvez passer par des défis en ce moment, ou vous pouvez tout simplement se mettre en forme, et je peux certainement raconter.

Pour moi personnellement, je suis toujours un peu intéressé par le monde de la santé et de la remise en forme et je voulais gagner un peu de muscle en raison des nombreuses brimades dans mon adolescence sur ma taille et mon corps en surpoids. Je me suis dit que je ne pouvais rien faire de ma taille, mais je peux faire quelque chose que sur ce à quoi mon corps ressemblait. Ce fut le début de mon voyage de transformation. Je ne savais pas par où commencer, mais je me suis lancé. Je me sentais inquiet et parfois peur que d'autres personnes se moquent de ma manière de faire les exercices dans le mauvais sens. J'ai toujours souhaité d'avoir à mes côtés un ami qui serait assez bien informé pour m'aider à démarrer et « me montrer les ficelles. »

Après beaucoup de travail, d'études et d'innombrables essais et erreurs. Certaines personnes ont commencé à remarquer que je devenais de plus en forme et comment je commençais à former un vif intérêt pour le sujet. Cela a conduit beaucoup d'amis et de nouveaux visages à venir me voir et me demander des conseils de remise en forme. Au début, il semblait étrange quand les gens me demandaient de les aider à se mettre en forme. Mais ce qui m'a aidé ç poursuivre, c'est quand ils ont commencé à voir des changements dans leur propre corps et qu'ils m'ont dit que c'est la première fois qu'ils ont vu des résultats concrets ! A partir de là, plus de gens ont continué à m'approcher, et cela m'a fait prendre conscience après avoir tant lu et étudié dans ce domaine que cela m'a aidé, mais cela m'a aussi permis d'aider les autres. Je suis maintenant un entraîneur personnel entièrement certifié et j'ai formé à ce jour de nombreux clients qui ont obtenu des résultats étonnants.

Aujourd'hui, mon frère Alex Kaplo (également un entraîneur personnel certifié) et moi possédons et exploitons cette entreprise d'édition, où nous amenons des auteurs passionnés et experts à écrire sur des sujets de santé et de remise en forme. Nous organisons également un site de remise en forme en ligne « HelpMeWorkout.com » et j'aimerais me connecter avec vous en vous invitant à visiter le site Web à la page suivante et en vous inscrivant à notre bulletin électronique (vous pouvez même obtenir un livre gratuit).

Enfin, et non des moindres, si vous êtes dans la position où j'étais une fois et que vous voulez quelques conseils, n'hésitez pas à demander ... Je serai là pour vous aider !

Votre ami et entraîneur,

George Kaplo

Entraîneur personnel certifié

Télécharger un autre livre gratuitement

Je tiens à vous remercier d'avoir acheté ce livre et vous offre un autre livre (tout aussi long et précieux que ce livre), «santé et remise en forme les erreurs que vous faites sans le savoir », totalement gratuit.

Visitez le lien ci-dessous pour vous inscrire et le recevoir: www.hmwpublishing.com/gift

Dans ce livre, je corrigerai les erreurs de santé et de remise en forme les plus courantes, que vous commettez probablement en ce moment, et je vais vous révéler comment vous pouvez facilement obtenir la meilleure forme de votre vie!

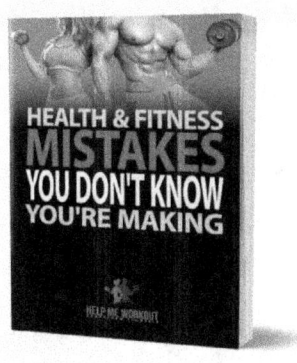

En plus de ce cadeau précieux, vous aurez aussi l'occasion d'obtenir nos nouveaux livres gratuitement, de recevoir des cadeaux, et de recevoir d'autres e-mails intéressants de ma part. Encore une fois, visitez le lien pour vous inscrire : www.hmwpublishing.com/gift

Droit d'auteur 2017 par HPM Publishing - Tous droits réservés.

Ce document par HPM Publishing appartenant à la société A & G Direct Inc, vise à fournir de l'information exacte et fiable en ce qui concerne le sujet et le problème couverts. La publication est vendue avec l'idée que l'éditeur n'est pas tenu de rendre compte, officiellement autorisé ou non, des services qualifiés. Si des conseils, juridiques ou professionnels sont nécessaires, un professionnel de la profession doit être consulté.

A partir d'une déclaration de principes qui a été acceptée et approuvée tant par un comité de l'Association du Barreau américain que par un Comité des éditeurs et des associations.

En aucun cas, il n'est légal de reproduire, dupliquer ou transmettre une partie de ce document soit des moyens électroniques ou en format imprimé. L'enregistrement de cette publication est strictement interdit, et toute conservation de ce document n'est pas autorisée, sauf avec la permission écrite de l'éditeur. Tous les droits sont réservés.

L'information fournie est indiquée pour être honnête et cohérente, que toute responsabilité, en termes de manque d'attention ou autrement, par toute utilisation ou abus de toute politique, des processus ou des directives contenues sont de la responsabilité unique et totale du lecteur destinataire. En aucun cas, aucune responsabilité légale ou blâme ne peut être retenu contre l'éditeur pour une réparation, des dommages ou des pertes financières en raison des informations présentes, que ce soit directement ou indirectement.

Les informations sont présentées ici à titre d'information uniquement, et sont universelles comme telles. La présentation de l'information est sans contrat ou tout autre type d'assurance de garantie.

Les marques de commerce utilisées sont sans consentement, et la publication de la marque est sans autorisation ou soutien du propriétaire de la marque. Toutes les marques de commerce et marques dans ce livre y sont seulement aux fins de clarification et sont la propriété des propriétaires eux-mêmes, non affiliés à ce document.

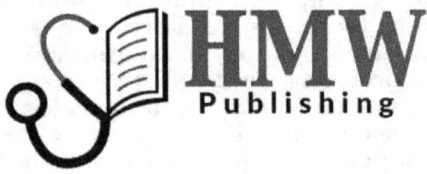

Pour plus de livres intéressants visiter :

HMWPublishing.com

www.ingramcontent.com/pod-product-compliance
Lightning Source LLC
Chambersburg PA
CBHW071805080526
44589CB00012B/696